L'HYSTÉRIE

INFANTILE ET JUVÉNILE

L'HYSTÉRIE

INFANTILE ET JUVÉNILE

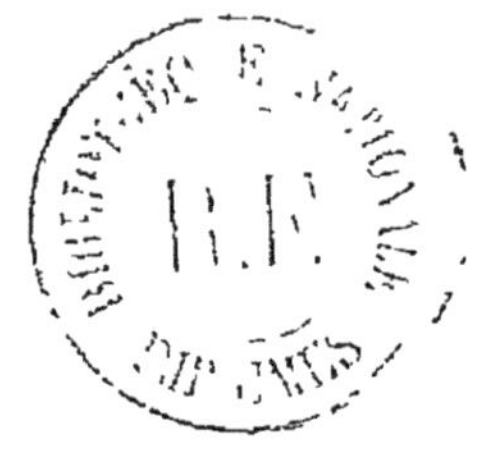

PAR

P. BÉZY

Chargé de Cours de Clinique infantile
de l'Université de Toulouse
Médecin des Hôpitaux

AVEC LA COLLABORATION DE

V. BIBENT

Docteur en Médecine

PARIS

VIGOT FRÈRES, ÉDITEURS

23, PLACE DE L'ÉCOLE DE MÉDECINE, 23

—

1900

AVANT-PROPOS

L'hystérie existe chez l'enfant et chez l'adolescent ; le fait est acquis, et ne demande plus
aujourd'hui à être démontré.

Mais celui-là s'exposerait à de graves déboires
qui croirait à la similitude absolue de l'hystérie
infantile et juvénile avec l'hystérie de l'adulte.

S'il est des traits communs aux diverses
manifestations de la névrose pendant les diverses
époques de la vie, on constate, à chaque pas,
au contraire, des caractères spéciaux à l'hystérie
infantile et juvénile. On peut dire que l'étiologie,
les manifestations, le traitement, le pronostic,
varient selon l'âge du sujet.

L'*Hystérie infantile* et l'*Hystérie juvénile*
méritent donc une place à part.

Mais parmi tous les motifs qui nécessitent
cette classification spéciale, il en est deux qui
ont une importance capitale : l'hystérie, dépistée

de bonne heure, est presque toujours curable ;
l'hystérie simule souvent des maladies spéciales
à l'enfance, et peut ainsi causer des erreurs de
diagnostic aussi préjudiciables à l'intérêt du
malade qu'à la réputation du médecin.

Voilà pourquoi il nous a paru utile d'établir
le bilan de nos connaissances sur cette question,
de montrer les erreurs qui peuvent être com-
mises, et d'indiquer les moyens qui empêchent
l'enfant, atteint ou soupçonné, de devenir plus
tard un hystérique incurable par suite d'une
erreur de diagnostic.

Après avoir étudié la question dans les auteurs,
et nous être fait une opinion personnelle, à la
suite de longues recherches cliniques, nous avons
essayé de présenter un travail surtout pratique.
Nous avons cependant fait aussi une large part
aux indications bibliographiques, afin de faciliter
la tâche à ceux qui voudraient approfondir l'étude
de certains points spéciaux.

Nous n'avons pas fait de renvois bibliographiques en bas de pages. mais l'index étant
établi par année, et par lettre alphabétique, les
recherches seront faciles.

PREMIÈRE PARTIE

Définition et limites.

Il est difficile de définir l'hystérie ; on peut dire cependant qu'elle est une névrose à formes variables et trompeuses, psychique, mais présentant des troubles qui semblent souvent être d'origine organique. Si cette définition n'est pas parfaite, elle met en relief les faits les plus importants.

Malgré la diversité et la fugacité de ses caractères, qui rendent souvent l'appréciation difficile, l'hystérie infantile doit être séparée du simple nervosisme, de l'épilepsie, de la neurasthénie, de l'irritation et de la sclérose cérébrales. Nous ferons notre possible pour séparer ces différents états, en parcourant les étapes du chapitre diagnostic. Mais il ne faut pas perdre de vue que ces divers états peuvent coexister, chez le même sujet, au même titre que les associations hystéro-organiques, que nous aurons aussi à étudier.

La possibilité de ces associations rend souvent difficile cette délimitation chez un même sujet ;

mais ce qui augmente la difficulté, c'est que certains symptômes peuvent se présenter, avec le même aspect, dans ces diverses affections. Les convulsions générales appartiennent à cette catégorie. Ce ne sera donc pas par l'aspect du symptôme lui-même que l'on sera renseigné. Si nous ajoutons que l'hystérie infantile est souvent *monosymptomatique,* on comprendra qu'un diagnostic immédiat pourra être difficile, et même impossible dans certains cas.

Mais il s'en faut que cette difficulté soit constante. Comme on s'en convaincra, nous l'espérons au moins, par la lecture des chapitres suivants, le médecin, prévenu aujourd'hui, sera presque toujours suffisamment armé pour arriver à une quasi-certitude.

Il faut reconnaître du reste que, dans ces derniers temps, la route a été singulièrement déblayée ; si le domaine de l'hystérie infantile a été récemment très augmenté, ses limites s'accusent sur presque tous les points, avec une grande netteté.

La sagesse consiste, pour le médecin, à ne pas s'empresser d'accuser l'hystérie dès la manifestation d'un symptôme, mais à se tenir pour prévenu que le terrain pourrait être prêt pour plus tard.

Voici par exemple une fillette de sept à huit ans qui s'éveille la nuit, appelle sa mère, la reconnaît, la regarde, mais en même temps, la supplie, très effrayée, de faire éloigner cet homme ou cette bête qui vont lui faire mal. Le lendemain, elle n'aura pas, au réveil, le moindre souvenir de ce qui s'est passé. Faut-il faire de cette enfant une hystérique ? Non. Il faut en faire une nerveuse, la surveiller, et surtout éviter les agents provocateurs. Mais si, plus tard, apparaissent des points douloureux sur les côtés ou sur les flancs, des cephalées, des quintes de toux persistantes, sans lésions thoraciques, le médecin sera autorisé à porter le diagnostic d'hystérie et à agir énergiquement avant qu'une contrac- . ture ou une paralysie vienne apporter une confirmation aussi certaine que désagréable pour le malade.

La même réflexion s'applique aux convulsions de la première enfance, aux grincements de dents, aux terreurs nocturnes, et en général à tous ces petits accidents que le public met sur le compte des vers.

Donc, dans certains cas, la limite pourra être nettement établie. Dans d'autres circonstances, il faudra savoir attendre, se souvenant que la clinique se prête peu aux règles générales et aux précisions mathématiques. Pour établir son diagnostic, le médecin s'appuiera moins sur le symptôme lui-même que sur d'autres facteurs : hérédité, mode d'apparition, influence des agents provocateurs, de la suggestion à l'état de veille, etc.

« Les frayeurs nocturnes, disait M. Pitres, au Congrès de neurologie de 1897, l'incontinence d'urine

1.

et maints autres phénomènes du même genre, ne peuvent être nettement interprétés du premier coup... Certains se méfieront de l'épilepsie... Certains bégaiements, certains petits tics, survenant inopinément à la suite d'une émotion, d'une frayeur, doivent au contraire être rattachés à l'hystérie ».

Nous nous résumerons en disant que si la limitation est quelquefois difficile, elle doit toujours être tentée, et que, avec les progrès de la science clinique, elle semble devoir devenir de jour en jour plus facile.

Nous devons, pour terminer ce chapitre, expliquer ce que nous entendons par hystérie infantile et juvénile. Pour le moment, nous nous bornerons à préciser que son début est dès les premières semaines de la vie, et qu'elle s'arrête aux environs de l'âge de la puberté, nous réservant d'établir une classification et des limites plus nettes au chapitre : DESCRIPTION. Si l'on désire une précision mathématique, nous dirons, tout en montrant la réserve nécessaire à un clinicien, que cette étude ne s'applique pas aux sujets ayant dépassé l'âge de quinze ans.

DEUXIÈME PARTIE

Historique

Ire Période. — L'hystérie infantile est discutée.

2e Période. — L'hystérie infantile est admise.

§ 1er. *Travaux des neuropathologues.* — § 2. *Travaux des pædiatres.* — § 3. *Travaux publiés à l'étranger.*

1re Période. — **L'hystérie infantile est discutée.**

L'hystérie infantile n'est guère connue des médecins et étudiée d'une façon complète que depuis une vingtaine d'années. Au premier abord, il paraît étrange qu'on n'ait pas songé à étudier chez l'enfant les manifestations d'une affection qui est connue chez l'adulte depuis les origines de la médecine, et, cependant, le silence des auteurs sur ce point s'explique lorsqu'on pense aux limites qu'imposaient à leurs recherches les idées erronées sur l'étiologie de la maladie, qui ont eu cours pendant des siècles et qui lui ont valu le nom impropre qu'elle porte. C'est, nous allons le voir, forcée par les faits que la généralité des médecins se décida à abandonner les théories des pères de la médecine et accepta d'élargir le domaine de l'hystérie en l'admettant chez l'enfant, comme chez l'homme.

Pendant l'Antiquité et la Renaissance, époques ou l'observation s'inclinait devant la théorie, pas une voix ne s'éleva contre les théories connues d'Hippocrate ou de Galien qui, en attribuant l'hystérie aux fureurs d'un utérus non satisfait ou à une rétention des menstrues, ne permettaient pas de la considérer comme possible chez l'enfant. Ce ne fut qu'au commencement du xviie siècle, lorsque fut émise pour la première fois l'idée que l'hystérie était indépendante de la vie sexuelle de la femme que l'on souleva du même coup la question de l'hystérie chez l'enfant.

Charles Lepois (Carolus Piso), de Pont-à-Mousson ouvrit cette nouvelle phase de l'histoire de l'hystérie en général, en 1618. Le premier, il considéra l'affection comme d'origine cérébrale et déclara qu'elle frappait les individus sans distinction d'âge, ni de sexe ; il a observé des cas chez l'homme et chez une jeune fille âgée de moins de 12 ans.

La discussion ne tarda pas à s'élever entre les médecins dont les uns se rangeaient à la conception nouvelle de l'hystérie, tandis que les autres demeuraient fidèlement attachés aux idées anciennes. Jusqu'aux temps modernes, ces derniers ont été même les plus nombreux. Cependant, comme l'observation prenait chaque jour plus d'importance, chez ceux-là même à qui leurs conceptions interdisaient d'admettre l'hystérie en dehors du cours de la vie sexuelle de la femme, on trouve des observations de cas d'hystérie chez l'enfant. Embarrassés pour expliquer de pareils faits, ils les mettent sur le compte d'une précocité exceptionnelle lorsqu'il s'agit d'une jeune fille impubère, où ils laissent entrevoir la possibilité d'une erreur de diagnostic, si le sujet est un jeune garçon. Ainsi Hoffmann (1730) rapporte six observations d'enfants hystériques, dont quatre sont des garçons : un de douze ans, un autre de onze, un de sept ans, le dernier de quatorze ans ; ce sont les premiers cas d'hystérie signalés chez les garçons. Sur les 351 observations de Landouzy (1848), 48 se rapportent à des jeunes filles âgées de 10 à 15 ans ; quatre d'entre elles étaient même guéries à la puberté. On trouve dans Bouchut, l'un des derniers défenseurs de la théorie génitale, l'observation d'une jeune fille dont les accidents ne peuvent se rapporter qu'à l'hystérie. Ce ne sont là que des observations éparses présentées incidemment, qui n'auraient pas fait faire un pas à la question de l'hystérie infantile. Elle ne pouvait faire son chemin qu'en suivant les progrès de la théorie nerveuse de l'hystérie.

Après Charles Lepois, Willis défendit les idées nouvelles ; mais elles brillèrent surtout d'un vif éclat grâce au champion qu'elles trouvèrent en Sydenham. Son opinion exposée en 1681 pour la première fois, dans sa lettre à Guillaume Code, eut une telle influence, que Louyer-Villermay en 1815, se plaignait de voir la théorie de Sydenham dominer encore dans une partie du monde médical, après avoir eu force de loi dans l'esprit des contemporains du savant anglais. Avec lui, l'idée de considérer l'hystérie comme une affection qui ne respecte ni l'âge, ni le sexe s'était vulgarisée. L'hystérie et l'hypochondrie devenaient à ses yeux, une seule et même maladie due « à l'ataxie, à l'irrégularité des esprits animaux », si commune qu'il la considérait comme un protée insaisissable auquel il rapportait tout symptôme dont il ne comprenait pas la corrélation avec un état morbide connu.

Le « *Traité des affections vaporeuses* » de Raulin, paru en 1758, en reprenant ces idées, signalait des cas d'hystérie chez des enfants ; certains étaient âgés de moins de cinq ans, l'un d'eux même est un enfant de deux ans.

En 1831, un nouveau partisan de la théorie nerveuse, Georget, limitait le champ de l'hystérie à une série de troubles de l'intelligence, des sens et des mouvements volontaires et donnait comme signe pathognomonique de l'affection, la crise convulsive. Dans ces observations il signala un cas chez un enfant de 12 ans, un autre chez un enfant âgé de moins de 10 ans. Pour éviter que le nom de l'affection ne fut plus une cause d'erreur il proposa de le remplacer par celui d'encéphalopathie spasmodique.

Dans une statistique parue en 1836 et publiée par Beau, qui procédait du même esprit, nous trouvons la relation de six cas d'hystérie ayant frappé des enfants de 10 à 15 ans.

En 1845 Brachet, encore un partisan de la théorie nerveuse, rapporte aussi quelques observations d'hystérie ayant trait à l'enfance.

L'important travail de Briquet, en 1859, fit entrer la question dans le cadre de la pathologie moderne. L'hystérie chez l'enfant ne lui paraît pas discutable : sur les 430 observations d'hystérie qu'il rapporte, 87 cas ont frappé l'enfance et l'adolescence, de la naissance à l'âge de 15 ans. Dans 31 cas, l'âge n'est pas défini autrement que par le mot enfance, les autres se répartissent ainsi :

3 cas, à 5 ans.

6 cas, de 6 à 7 ans.

11 cas, de 7 à 8 ans.

6 cas, de 8 à 9 ans.

9 cas, de 9 à 10 ans.

4 cas, de 10 à 11 ans.

17 cas, de 11 à 12 ans.

De ce moment la théorie génitale commença à décliner, et le monde médical accepta peu à peu de tenir pour possible l'existence de l'hystérie chez l'enfant. Aussi Fonssagrives, pouvait-il dire en 1876 : « Le médecin attentif, qui sait reconnaître les manifestations incomplètes de l'hystérie, les retrouve assez souvent (dans le quart ou le cinquième des cas) dans la période prépubère.

Aussi, en même temps que prenaient corps des théories plus sensées sur l'hystérie, le chapitre de l'hystérie infantile commençait à paraître, on faisait plus que d'en parler, on se mettait à la décrire, du moins dans certaines de ses formes.

Ainsi Charles West, dans ses « Leçons sur les maladies des enfants » (1875) a étudié et décrit l'hystérie chez les jeunes filles ; les troubles des diverses fonctions sont assez nettement exposés dans son travail, auquel il joignit plusieurs observations d'hystérie de l'enfance. Vers la même époque, d'après ce que nous dit Paris, dans sa thèse, M. J. Simon, son maître, n'hésitait pas à attribuer à l'hystérie des accidents présentés par des jeunes filles de 8 à 11 ans, de son service de l'hôpital des Enfants Malades. A Charcot devait revenir l'honneur de donner sa forme définitive au chapitre nouveau qui s'imposait.

2e Période. — **L'hystérie infantile est admise.**

§ 1. — *Travaux des neuropathologues.*

C'est vers 1880 que l'éminent professeur de la Salpêtrière, en établissant nettement les limites, les formes et le traitement de l'hystérie, reconnut et décrivit la névrose chez l'enfant, qu'il étudia non seulement dans sa forme convulsive, mais dans ses formes larvées, plus difficiles à dépister. Dans la suite on retrouve à chaque instant dans ses leçons des cas d'hystérie infantile qui font l'objet d'études approfondies. Un des plus intéressants est celui rapporté dans la leçon du mardi 21 février 1888, qui est restée classique et dans laquelle le maître a démontré la forme et l'importance des troubles psychiques dans l'hystérie infantile et la nécessité de l'isolement dans le traitement. C'est dans cette leçon qu'a été prononcée la phrase si souvent répétée depuis, « chez les jeunes garçons, l'hystéric, en général, ne tient pas », c'est là aussi qu'il est dit : « on commence. sans doute, à parler de l'hystérie chez les jeunes garçons, et le niveau de nos connaissances sur la pathologie infantile commence à s'élever, grâce à nos jeunes collègues ». C'est là enfin, que sont posés ces deux principes capitaux, que les troubles psychiques persistants ne sont qu'un prolongement de la phase des hallucinations, et qu'il faut prendre cette affection pour ce qu'elle est, c'est-à-dire pour une maladie psychique par excellence.

L'élan était donné, l'hystérie infantile avait pris sa place dans le cadre nosologique. Dès lors les travaux sur la question se multiplièrent, d'une part ce sont les neuropathologues, qui en font un chapitre de l'hystérie en général ; de l'autre, ce sont les médecins d'enfants qui étudient ce chapitre nouveau de la pædiatrie. Comme les uns et les autres n'envisagent pas la question sous le même point de vue, nous sommes obligés d'étudier leurs travaux séparément.

Occupons-nous d'abord des neuropathologues qui, à l'exemple de Charcot, s'occupent de l'hystérie infantile à propos de l'hystérie en général. Nous n'énumérerons pas ici tous les travaux généraux publiés sur l'hystérie où la question a été traitée. Nous nous bornerons à citer les noms de Bernutz, de Legrand du Saulle, de Grasset, de Déjerine, de Pitres, de Blocq, de Gilles de la Tourette et de Bernheim, parmi les plus connus. Nous ne retiendrons que les monographies dignes d'attention, qui à peu près toutes parurent sous l'influence de l'École de la Salpêtrière.

Il faut citer des premiers, les importants travaux de Bourneville dont l'ensemble forme une étude complète, au point de vue clinique, de la question de l'hystéro-épilepsie chez l'enfant. Ces travaux dans lesquels sont rapportées les observations des cas d'hystérie qui se sont présentés à son service de jeunes garçons de Bicêtre ont parus en 1880, 1881, 1883 et 1889 et tout récemment, en 1899, en collaboration avec Boyer.

En décembre 1884 fut soutenue la thèse de de Casaubon. Une Clinique de Charcot et une observation personnelle avaient donné à l'auteur l'idée de choisir le sujet de l'hystérie chez les jeunes garçons. Inspiré par les travaux de Bourneville, c'est particulièrement l'hystéro-épilepsie qu'il étudia. Il insistait sur ce fait qu'on la remarque surtout chez le jeune garçon entre l'âge de 13 et de 14 ans. Il signalait l'hérédité, la mauvaise éducation, les excès, la maladie, comme causes de l'affection. Comme symptômes il rapportait les troubles de la sensibilité, de la motilité, la présence des zones hystérogènes. Le traitement qui lui paraissait devoir être recommandé, avait pour base l'isolement, les toniques, l'hydrothérapie, l'électricité statique. Il insistait enfin pour faire ressortir la bénignité de pronostic que comportait l'affection à cet âge.

Une nouvelle thèse, inspirée par Charcot lui-même cette fois, parut en juillet 1885. Elle a pour titre : *de l'Hystérie chez l'enfant*, et pour auteur Peugniez. La description des diverses formes de l'hystérie de l'enfance constituent le fond de ce travail. Il donne comme début de l'affection la présence de troubles des facultés affectives, puis il insiste de nouveau sur la bénignité du pronostic surtout lorsque le traitement à été institué de bonne heure. L'auteur fait remarquer que souvent l'affection prend chez l'enfant la forme épidémique. Ce qui donne surtout de l'intérêt à ce travail ce sont les observations qu'il contient, la plupart personnelles à l'auteur.

Peu après, paraissait la thèse de Mlle Hélène Goldspiegel, provenant de la même source que le travail précédent et lui ressemblant par certains points. Cette thèse a pour titre : *Contribution à l'étude de l'hystérie des enfants.*

En 1888, Arthur Clopatt publia une importante monographie datée d'Helsingfors, mais sortie de la Salpêtrière ou elle fut préparée en 1887, et contenant en première page des remerciements ou nous trouvons les noms des maîtres français qui ont fourni les éléments de cet important travail : Charcot, Grancher, Bourneville, Queyrat, Babinsky, et les internes Blocq et Colin. Dans cette étude très documentée, qui a pour titre : l'*Hystérie infantile*, l'auteur complète et synthétise tous les travaux encore épars qui avaient parus sur la question. Les troubles psychiques, la forme convulsive, les troubles de la sensibilité, de la motilité sont successivement. exposés, suivis de l'étude du diagnostic et du traitement. Comme complément, l'ouvrage renferme l'exposé de toutes les observations que l'auteur a pu recueillir. En comptant seize observations personnelles, il rapporte deux cent soixante-douze cas plus ou moins résumés.

Ces deux cent soixante-douze cas classés par ordre chronologique et par pays d'origine, montrent bien les phases de la question et le point ou elle était au moment ou parut cet important travail. Aussi tout en renvoyant à la source pour des renseignements plus complets, nous reproduirons simplement le nombre de faits publiés par chaque auteur avec la date : Willis, 1660, une observation. — Hoffmann, 1740, six obs. — Macaulay, 1759, une obs. — Dufay, 1768, une obs. — Laborde, 1769, une obs. — Duvernoy, 1801, une obs. — Maisonneuve, 1803, quatre obs. — Marestant, 1803, une obs. — Delpit. 1808, une obs. — Delaporte, 1818, une obs. — Louyer-Villermay, 1818, deux obs. — Itard, 1825, une obs. — Pfendler, 1833, une obs. — Musset, une obs. — Mottard, 1836, une obs. — Girard, 1841, deux obs. — Briquet, 1859, trente-trois obs. — Armaingaud, 1879, six obs. — Martin, 1877, une obs. — Landouzy, 1875, une obs. — Decaisne, 1877, une obs. — Marmisse, 1876, une obs. — Bourneville, Regnard, d'Olier jusqu'en 1885, seize obs. — Richer. 1885, quatorze obs. — Henrot, 1879, une obs. — D'Olier, 1881, deux obs. — Legrand du Saulle, 1885, cinq obs. — Peugniez, 1885, cinq obs. — Batault (th. de Genève, 1885), trois obs. — Charcot, 1887, cinq obs. — Greffier, 1882, une obs. — Bouchut, 1877, une obs. — Casaubon, 1881, une obs. — J. Simon, 1880, deux obs. — Chauffard, 1886, une obs. — Guiraud, 1880, trois obs. — Paris, 1880, huit obs. — Laeher, quatre obs. — Muller, Steiner, Franque, Griesinger, une obs. chacun. — Smidt, quatre obs. — Seeligmuller, trois obs. — Rosenstein, une obs. — Kobner, une obs. — Jacobi Bohn, Furster, Mendel, une obs. chacun. — Rosenthal, trois obs. — Riegel, cinq obs. — Biedert, Demme, une obs. chacun. — Henoch, dix-neuf obs. — Schaffer, deux obs. — Weiss, trois obs. — Herz, six obs. — Riesenfeld, 1887, dix-neuf obs. — Laufenauer, quatre obs. — Tuczeck, Barlow, Finlayson, Oxley, Barss, Carreau, Dessau, Ingel, Gibson, une obs. chacun. — Jackson, deux obs. — West, deux obs. — Roberts, quatre obs. — Thompson, une obs. — Lange, cinq obs. — Lykke, une obs. — Langgaard, deux obs. — Faye, quatre obs.

Par ce rapide aperçu on comprend l'importance de ce travail d'environ deux cents pages.

Avec ces travaux il convient de citer, sans y insister davantage la thèse de Souques car, bien que n'étant pas fait à un point de vue spécial, ce travail

renferme des aperçus et des observations intéressants pour le médecin d'enfant. Il est de
mars 1891, et a été inspiré par Charcot, son titre
est : *Contribution à l'étude des syndromes hystériques simulateurs des maladies organiques de la moelle
épinière.*

§ 2. — *Travaux des pædiatres.*

Pendant que paraissait cet ensemble de travaux
rempli des noms de Charcot, de ses élèves ou de
ses émules, les médecins d'enfants quoiqu'on ait pu
leur reprocher d'avoir quelque peu délaissé la question, n'étaient pas demeurés absolument inactifs.

J. Simon qui, nous l'avons vu, avait observé
l'hystérie chez les jeunes filles, avant même que la
Salpêtrière eut ouvert la phase nouvelle de l'hystérie infantile, inspira en 1880 deux thèses sur ce
sujet.

La thèse de Paris, parut en mars 1880. Elle a
pour titre : *l'Hystérie chez les petites filles, considérée dans ses sources, ses caractères, son traitement.* L'auteur de ce travail considère l'hystérie
des fillettes comme redoutable par sa durée ; il
insiste sur ce point intéressant qu'elle peut être
méconnue, parce qu'elle se réduit souvent à des
troubles psychiques et digestifs. Il préconise comme

traitement le bromure, l'arsenic, l'éducation. Enfin il se plaint que les auteurs qui s'occupent de pathologie infantile n'accordent pas dans leurs ouvrages l'honneur d'un chapitre à l'hystérie.

La même année, en avril, M. Guiraud fait paraître une nouvelle thèse sur le même sujet inspirée encore par J. Simon. Elle a pour titre : « *Essai sur l'hystérie précoce se développant chez les petites filles avant la puberté* ». L'auteur insiste à nouveau sur l'importance des troubles psychiques.

Grancher, dans les années suivantes, rapporte de son côté, des cas d'hystérie infantile ; en février 1888, il publie une observation particulièrement intéressante : l'affection aurait été observée chez une petite fille de 18 mois.

Sous l'inspiration d'Ollivier paraît en février 1891, la thèse de Burnet. On y trouve un écho de la théorie allemande déjà soutenue par Legrand du Saulle, qui fait de l'hystérie, un avant-coureur de l'aliénation mentale. Cette thèse soulève surtout une grosse question, non complètement jugée encore, celle de l'existence et de la fréquence de la névrose, pendant les premières années de la vie. Il appuie sa manière de voir sur vingt et une observations.

En décembre de la même année, Chaumier (de Tours) qui avait déjà traité la question de l'hystérie au-dessous de cinq ans, au Congrès de Grenoble en 1885, la reprit devant l'Académie. Son travail fut l'objet d'un rapport d'Ollivier lu en 1892, dans lequel l'hystérie est signalée, même avant deux ans; il donna lieu dans le cours de l'année à de nombreuses discussions.

En janvier 1893, Bardol dans sa thèse sur *l'Hystérie simulatrice des maladies organiques de l'encéphale chez les enfants*, émet à un point de vue spécial des idées originales et personnelles. Un cas d'hystérie qui simulait à s'y méprendre l'hémiplégie spasmodique infantile lui a inspiré l'idée de cette thèse. Il a puisé les éléments de son travail dans le service de J. Simon, suppléé par Déjerine. Après une introduction, où la critique et l'histoire se mêlent agréablement, il a exposé, avec érudition les syndromes simulateurs des maladies organiques de l'encéphale, soit avec lésions en foyer, soit avec lésions disséminées ; de ses conclusions il est à retenir, entre autres, que l'hystérie ne s'associe que rarement chez les enfants, aux diverses maladies de l'encéphale, et que dans les cas d'association hystéro-organique, la dissociation des symptômes est particulièrement difficile.

A la séance du 9 mai 1894 de la Société de médecine de Nancy, P. Simon rapporte onze cas d'hystérie infantile observés par lui, comprenant dix filles et un garçon, ils se repartissent ainsi : quatre hystéries convulsives, deux formes gastriques, une forme paralytique, quatre formes frustes caractérisées par la sensation de boule et des troubles sensitifs. Les stades d'hallucination et d'attitudes passionnelles ont complètement fait défaut et l'accès s'est réduit le plus souvent à une crise de suffocation, accompagnée de convulsions générales sans caractère particulier. Les phénomènes somatiques ont été très inconstants. A la même séance, Haushalter rapporte trois cas d'hystérie chez des fillettes ; une d'elles, âgée de dix ans, avait une pseudo-coxalgie et des contractures qui disparurent par la suggestion à l'état de veille. Par le même procédé fût guérie une fillette de douze ans qui avait eu à la suite d'une discussion, un spasme de l'œsophage. Enfin le troisième enfant a eu, à deux ou trois ans, des convulsions, remplacées à douze ans par des crises d'hallucination.

A la même Société, séance du 25 avril 1894, Bernheim communique trois cas d'hystérie infantile, deux chez des fillettes, un chez un garçon de treize ans simulant l'épilepsie. Il insiste en terminant sur les bons résultats de la suggestion.

A Nancy, encore, paraît en février 1894, la thèse de Fischer : *Aperçu clinique des principales maladies observées à la clinique des enfants de la Faculté de médecine de Nancy, pendant l'année scolaire 1892-1893.* L'auteur rapporte trois cas d'hystérie infantile, pris dans le service de P. Simon.

En février 1896, Isnard soutient sa thèse à Montpellier *sur les Manifestations de l'hystérie dans l'enfance.* Cette thèse, inspirée par Bosc, renferme plusieurs observations intéressantes, elle défend la cause de l'hystérie des très jeunes enfants mais en protestant contre une trop grande généralisation.

Conturies, en décembre 1896, soutient une nouvelle thèse sur l'*Hystérie chez l'enfant.* Il relate les observations de Chaumier et l'observation personnelle d'un garçon de trois ans présentant des attaques convulsives et une monoplégie très rapidement guérie. L'auteur parle de cas nombreux d'hystérie infantile qu'il a vu dans le service de J. Simon.

Nous avons étudié la question, vers la même époque, dans les travaux suivants que nous nous contenterons de signaler :

Bézy : *L'hystérie infantile* (Société de médecine de Toulouse, février 1896)

Bézy : *L'hystérie infantile* (rapport au Congrès des médecins aliénistes et neurologistes, Toulouse, 8e session, août 1897)

Bibent : *L'hystérie simulant les affections organiques chez l'enfant et l'adolescent* (thèse de Toulouse, juillet 1898).

En 1899 enfin, M. Kaler soutient à Nancy, sa thèse, sur l'*Hystérie infantile.*

Il nous reste à parler des traités généraux, des maladies des enfants qui consacrent un chapitre spécial à l'étude de l'hystérie infantile.

Nous trouvons d'abord une bonne description clinique de l'hystérie infantile dans *les conférences thérapeutiques et cliniques sur les maladies des enfants* de J. Simon, parues en 1887.

Plusieurs des leçons d'Ollivier. publiées en 1889, touchent à l'hystérie infantile. Elles mettent principalement en vue l'urticaire et l'hémoptysie hystériques chez l'enfant.

Le manuel classique de d'Espine et Picot (édition 1889) les traités de Mercier (1890), de Descroizilles (1891), de Comby (1892), de Baginski (1892) et les nouvelles éditions de ces ouvrages consacrent un chapitre à l'hystérie infantile.

En 1897, enfin, dans le *Traité des maladies de l'enfance*, le chapitre de M. Saint-Philippe, met au point la question de l'hystérie de l'enfance et donne même d'intéressants aperçus. Ainsi l'auteur s'efforce de donner des points de repère au clinicien sur ce sujet, ou « tout, dit-il, est à créer ». Pour cela il envisage l'hystérie des enfants (jusqu'à 13 ans) sous quatre aspects différents :

Hystérie larvée.

Hystérie naissante.

Hystérie fruste, dissociée ou petite hystérie.

Hystérie forte, massive ou grande hystérie.

§ 3. *Travaux parus à l'étranger.*

Il nous reste à rapporter les travaux les plus dignes d'attention publiés à l'étranger.

En Allemagne et en Autriche d'abord, quelques traités généraux consacrent un chapitre à l'hystérie infantile. Le chapitre d'Otto Solman dans le grand ouvrage de Gerhardt, (*Handbuch der kinderkranheiten, 1884*), mérite d'être signalé comme étant un des premiers travaux parus en Allemagne sur la question. L'auteur parle des « changements aussi capricieux qu'imprévus » des symptômes de l'affection chez l'enfant. Il pense que la fréquence de l'hystérie est plus grande à l'approche de la puberté, il ajoute cependant que Eulenburg l'a observée pourtant dans sa forme classique chez des enfants de dix ans et au-dessous.

En 1885 Henoch dans ses *Leçons cliniques sur les maladies des enfants*, donne une description remarquable au point de vue clinique de l'hystérie infantile. Pour faciliter aux praticiens l'examen des petits hystériques, il les divise en quatre catégories. Il range dans la première, ceux qui présentent des troubles psychiques ; dans la seconde, ceux chez qui prédominent les troubles convulsifs (hoquet, spasmes vocaux, toux spasmodique) pouvant alterner avec des paralysies; ceux qui ont des mouve-

2.

ments coordonnés entrent dans la troisième ; dans la quatrième ceux qui offrent pour symptômes des névralgies ou des lésions trophiques. Dès ce moment l'étude de l'hystérie infantile était devenue classique en Allemagne, les monographies allemandes sont assez nombreuses ; dans la thèse de Clopatt nous relevons les noms de Smidt, de Seeligmuller, de Schafer, de Weiss, de Herz, de Riesenfeld, de Tuczek et d'Eminghaus avec les indications bibliographiques. Ces auteurs se sont surtout occupés de la symptomatologie de l'hystérie de l'enfant, leurs travaux se répartissent entre 1880 et 1887.

En 1887 nous trouvons un article de Dubois sur l'hystérie chez l'homme et chez l'enfant. L'année suivante nous relevons celui d'Engelsberg dans lequel il relate l'observation d'un jeune hystérique de treize ans.

Duvoisin, de Bâle, dans un mémoire publié en 1889 dans les *Annales des maladies de l'enfance* de Leipzig, expose l'opinion, que les phénomènes psychiques tiennent le premier rang dans les symptômes de l'hystérie infantile. Il tend même à prouver que la plupart des jeunes hystériques sont devenus des aliénés, l'hystérie n'étant à ses yeux qu'un premier pas, en quelque sorte, vers l'aliénation mentale. C'était d'ailleurs la théorie de Liebermeister sur l'hystérie, celle que soutient la grande majorité des auteurs allemands.

Jolly. en 1892, consacre un article à l'hystérie infantile dans le *Berliner Klinische Wochenschrift*. Il divise ses symptômes en troubles généraux et troubles locaux et étudie séparément les uns et les autres. Pour lui l'hystérie frappe chez l'enfant, le plus communément les jointures, les paralysies lui paraissent plus rares que chez l'adulte, bien qu'elles existent ; les convulsions ne lui paraissent être que rarement le premier signe de l'affection. Il rapporte deux observations : l'une chez un garçon, l'autre chez une fille.

En 1893 parut dans le *Jarhbuch fur Kinderheilkunde* un travail assez important qui a pour auteur Stanislas Kamienski, médecin adjoint à l'hôpital de l'Enfant-Jésus (Varsovie), le travail a pour titre : « *le stade de commencement de l'hystérie chez l'enfant* ». Son étude peut être divisée en deux parties. Dans la première, l'auteur rapporte et compare à d'autres exemples, l'observation d'un garçon de dix ans. Ses exemples sont pris dans les travaux de Charcot, Richer, Peugniez, Ollivier, Legrand du Saulle, Axenfeld et Huchard, Hénoch et Duvoisin. Dans la seconde partie il discute les diverses théories psychiques de l'hystérie infantile. Rejetant la théorie de Mœbius sur la conception de l'idée comme cause des phénomènes hystériques, il incline à faire de l'hystérie infantile un trouble purement psychique.

En 1895, dans la même revue, Schibbye rapporte un cas d'hystérie chez une jeune fille de neuf ans, et Bull deux cas, chez deux enfants, frère et sœur, atteints d'hystérie avec somnambulisme, catalepsie, troubles psychiques ; le premier frappé avait influencé l'autre. Les symptômes, sauf les attaques, disparurent avec l'isolement, les bains froids, la suggestion à l'état de veille.

En mai 1895 Bruns (de Hanovre) fit une communication au XXXe Congrès de la Société des médecins aliénistes de la Basse-Saxe et de Westphalie qui mérite d'être spécialement mentionnée. Elle a pour sujet : *l'Hystérie infantile*. L'auteur insiste devant le Congrès pour établir les caractères particuliers propres à l'hystérie de l'enfant. Avec Charcot, il considère que fréquemment elle se montre sous la forme monosymptomatique. La forme hystéro-épileptique est rarement observée, au contraire, chez l'enfant. Souvent l'hystérie du jeune âge revêt les formes paralytiques. spastiques, trémulantes. On rencontre assez souvent l'astasie-abasie, les dystasies à types cérébelleux, de même certains troubles du début de la marche qui font penser à une sorte de bégaiement. Rarement on constate, comme chez l'adulte, le rétrécissement du champ visuel. les anesthésies étendues, les convulsions généralisées. Les convulsions sont limitées : chorées rythmiques, mouvements de salutations. Les contractures sont fréquentes, généralisées ou localisées, celles-ci accompagnées parfois de névralgies articulaires, d'œdème bleu ou blanc par stase mécanique lorsque la contracture siège aux mains ou aux doigts.

Il a observé un cas du mutisme avec aphasie, un autre d'obsession d'opérations chirurgicales.

A ses yeux, l'hystérie est bien un trouble psychique et il admet la théorie de Mœbius selon laquelle, « on ne rencontre dans l'hystérie que des troubles fonctionnels qui pourraient être produits volontairement et par conséquent simulés ». Il ne croit donc pas aux paralysies hystériques des pupilles, du moteur oculaire externe, des cordes vocales, à la fièvre hystérique... etc. L'œdème hystérique qu'il n'a observé que dans les cas de contracture lui paraît dû à un trouble d'origine mécanique, nous l'avons vu, les autres troubles trophiques lui font penser à des auto-mutilations. la disposition des troubles paralytiques ou anesthésiques ne correspond avec aucun groupement nerveux ou musculaire. Cependant il reconnaît que l'opinion de Mœbius ne cadre pas avec tous les symptômes. A cause des simulations exactes d'affections organiques il considère le diagnostic comme difficile, il rapporte un cas de pseudo-méningite et de pseudo-tumeur.

L'erreur qui donne inversement à croire à l'hystérie lorsqu'il y a lésion est aussi possible et fréquente. Bruns a observé des associations hystéro-organiques : Il cite un cas de sclérose multiple avec hémianesthésie hystérique, un autre de paralysie infantile cérébrale avec arthralgie hystérique, un troisième cas de syringomyélie avec anesthésie hystérique.

Les deux sexes sont également atteints : l'âge de prédilection lui paraît être de huit à douze ans, le pronostic est plus favorable que chez l'adulte. L'isolement, le traitement psychique par suggestion à l'état de veille ou d'hypnose, l'hydrothérapie froide, tel est le traitement qu'il préconise.

A la même séance, M. Wichmann dit avoir observé dans une école une épidémie à forme convulsive.

En 1897, un article de Steiner, dans le *Jahrbuch für Kinderheilkunde*, est consacré à l'hystérie infantile. L'auteur fait remarquer dans cet article, que 15 à 16 pour cent des cas d'hystérie frappent l'enfance. Il relève diverses manifestations hystériques comme importantes à connaître chez l'enfant : la pseudo-méningite, la tachycardie, la paralysie faciale, dont il apporte une observation personnelle, il étudie aussi les manifestations oculaires de l'hystérie. Puis il passe en revue les divers troubles du système nerveux produits par l'hystérie chez l'enfant. Pour la sensibilité, il insiste sur la fréquence de l'ovaralgie, de l'orchialgie chez les enfants, même très jeunes. Le siège de prédilection

des autres manifestations de l'hyperesthésie est,
à son avis, à la face dorsale des pieds ou des mains,
ou le long des apophyses épineuses, les anesthésies
lui paraissent rares chez l'enfant. Les troubles
moteurs sont des paraplégies : parmi ces troubles
il signale la paralysie de la déglutition. Les troubles
psychiques sont caractérisés, pour lui, par la sup-
pression de la volonté des jeunes hystériques.

Saenger, dans une communication faite en 1898
à la Société médicale de Hambourg, sur les névroses
de l'enfant, étudie aussi l'hystérie infantile.

— Passons maintenant aux travaux publiés sur
l'hystérie infantile, en Angleterre et en Amérique.
Tous les auteurs qui en France ont traité la question
de l'hystérie de l'enfance, se plaignent de ne rien
trouver où à peu près dans la littérature médicale
anglaise ou américaine. Bardol est seul à rendre
cette justice aux auteurs américains de reconnaître
que leurs « index catalogues » signalent les titres
de nombreux mémoires sur l'hystérie de l'enfance
et surtout sur les syndromes simulateurs ; mais
qu'on ne peut qu'exprimer le regret de n'en pouvoir
parler, les travaux originaux ne se trouvant pas
dans les bibliothèques françaises. En effet, nous avons
pu nous convaincre que la question n'a pas absolument désintéressé les médecins anglais ou américains, comme on tendrait à le laisser croire.

Nous ne reviendrons pas sur les travaux de

Sydenham, de Charles West ; nous savons le rôle important qu'ils ont joué dans cette lutte pied à pied qu'a eu à soutenir la question de l'hystérie infantile avant d'acquérir droit de cité dans la pathologie. Nous ne parlerons pas davantage des travaux de Robert Whyt (1767) ou de Brodie (1837) qui se rattachent plus particulièrement à l'histoire de l'hystérie en général ; qu'il nous suffise de signaler les auteurs qui, dans ces derniers temps, se sont occupés de l'affection spécialement chez l'enfant. Nous trouvons dans le travail de Clopatt, les noms de Jacobi (1876), dont les observations sont discutables d'après Smidt ; puis ceux de Oxley, Thompson, Roberts qui ont publié des observations. Nous rappelons par ordre chronologique les noms anglais signalés par Burnet : Thompson (1878), Roberts (1879), Dessaux, Brodie (1880), Barlow, Jones (1881), Jugh, Riegel, Wilks (1883), Kempf (1883-89-91).

Le docteur Herman Smidt, dans un article publié en 1880 dans *the Américain Journal of obstetrics*, au sujet de l'hystérie chez l'enfant, signale dans ses renseignements bibliographiques les docteurs Russel Reynolds, Wilks, Rosenthal, qui, dans leurs ouvrages sur les maladies du système nerveux se sont occupés de l'hystérie de l'enfance. L'article de Rosenthal, le plus complet, donne la relation de deux cas d'hystérie chez des garçons. Smidt cite encore les quatre observations d'hystérie chez des garçons de Roberts, de Manchester, rapportées dans le *Practitionner* (Londres, novembre 1879), et l'observation d'hystérie chez un garçon du docteur Henry Thompson, publiée dans *The Lancet* (novembre 3. 1887).

Henry Dessau publia, en 1880, dans *The Américan journal of obstetrics*, un article ayant pour titre : *l'Hystérie chez les garçons*, avec la relation d'un cas. Il est si intéressant que nous ne pouvons résister au désir de traduire ses passages les plus saillants.

« Le fait, dit l'auteur, que l'hystérie affecte
« l'enfant aussi bien que l'adulte, le garçon que la
« fille n'est plus nouveau. Mais la plus grande par-
« tie du corps médical ne l'a pas encore reconnu.

« Tous les auteurs, qui ont écrit avec autorité sur
« les maladies des enfants, ignorent l'hystérie, au-
« tant que je sache, quoiqu'ils l'aient un peu décrite
« sous d'autres noms, selon toute probabilité, West,
« Meigs, et Pepper sont plus particulièrement tom-
« bés dans cette erreur. D'un autre côté tous les
« écrivains modernes qui ont traité le sujet de
« l'hystérie, ceux qui se sont occupés des affections
« du système nerveux, conviennent que l'hystérie
« frappe aussi bien les garçons que les filles, quoi-
« que plus souvent ces dernières. Le mot d'hystérie
« a été employé pour désigner un degré et une forme
« de troubles nerveux survenant chez le garçon ;
« il convient le mieux à désigner un ensemble de

« symptômes qui sont la contre-partie de ceux cons-
« tatés chez la femme, en de semblables conditions.

« Comme Reynolds le remarque dans son article
« sur l'hystérie (Système de médecine) « le plus
« vieux des noms (de l'hystérie) quoique conservé
« à cause de son utilité pratique, est virtuellement
« désapprouvé à cause de son étymologie ». C'est-
« à-dire que l'hystérie considérée comme une affec-
« tion qui ne frappe qu'un organe particulier du
« sexe n'est plus acceptée comme vraie.

« On a maintenant clairement montré que c'est
« un trouble fonctionnel bien défini, d'un certain
« groupe de centres nerveux : les centres psychi-
« ques, sensitifs, moteurs, réflexes et vaso-moteurs.
« Il peut apparaître dès que les facultés sont déve-
« loppées. L'hystérie offre ce caractère de présenter
« une combinaison illimitée de symptômes, par les-
« quels sont simulés presque toutes les autres affec-
« tions fonctionnelles ». L'auteur rapporte ensuite
l'historique donné dans l'article de Smidt et con-
tinue :

« Quand on pense que l'hystérie est un désordre
« fonctionnel du système nerveux qui ne respecte
« pas le sexe, il semble étrange qu'elle n'ait pas été
« plutôt reconnue chez les enfants. Il est plus
« étrange encore qu'elle ait été si souvent négligée
« jusqu'à ce jour, si l'on songe que le système ner-
« veux chez l'enfant est dans un état actif de crois-

« sance et par conséquent plus susceptible d'être
« troublé ».

Il donne alors la relation d'un cas d'hystérie chez
un garçon de 13 ans, qui présenta une toux
aboyante, de l'aphonie, de l'arthralgie, de la contraction, de l'ecthyma et de l'anorexie, pour lequel les
médecins avaient posés un pronostic défavorable.
L'enfant guérit rapidement avec des toniques. Il
fait remarquer qu'il ne faut pas chercher pour porter le diagnostic les symptômes que l'on trouve chez
la femme, leur absence ne prouvant rien, les
symptômes trouvés chez l'enfant, témoignent des
troubles fonctionnels des centres nerveux, pour
lesquels le terme d'hystérie convient jusqu'à ce
qu'on en trouve un meilleur.

Il entre ensuite dans la discussion de ce cas, au
sujet duquel il cite les observations de Schafer publiées dans les *Archives de médecine* de décembre 1879
et avril 1880.

Puis il étudie l'affection elle-même. D'abord au
sujet de l'étiologie, il ne partage pas les idées de
Reynolds, et considère l'hérédité comme un facteur
important. Ensuite ce sont les influences psychiques,
l'anémie, la contagion par imitation, la présence
des vers intestinaux, et avec Jacobi et Sayre, il considère l'onanisme comme la cause la plus fréquente.

Le pronostic lui paraît favorable, bien que
West ait rapporté un cas chez un enfant de cinq

ans qui se termina fatalement en 16 jours et chez lequel l'autopsie ne révéla aucune lésion organique.

Il suffit, pense-t-il, de savoir que l'hystérie existe chez l'enfant pour établir le diagnostic, on peut d'ailleurs avoir recours aux témoins électriques, bien qu'il ne partage pas l'opinion de Duchenne sur l'absence de troubles électriques chez les hystériques. Il recommande avec Weir Mitchell le traitement par les toniques, en y ajoutent l'hydrothérapie, la faradisation et le traitement moral, le plus important, celui qui réussit souvent seul.

Carreau, en 1881, dans le même *American journal of obstetrics* revient sur la question et signale un cas chez un garçon âgé de huit ans.

En 1882, encore dans le même journal, est rapporté un cas d'hystérie ayant frappé un enfant âgé de 18 mois.

En juillet de la même année un article de Forter dans *The New-York médical* relate un cas de spasme de l'œsophage chez un enfant.

Lees David dans *The Lancet* du 23 juin 1888 consacre un article à l'hystérie chez les jeunes garçons avec la relation de deux cas.

Nous signalons pour mémoire l'article de Thomas Buzzard dans *The Lancet* de février 1890, dans lequel l'auteur met le clinicien en garde contre les simulations de l'hystérie par les affections organiques, en faisant remarquer la fréquence de ces simulations autour de la période de puberté.

En décembre de la même année et dans le même journal, J. Michel Clarke cite parmi d'autres observations celles de deux enfants de onze ans.

James Weigt Putnam, Professeur de l'Université de Buffalo publie en juillet 1892 un long article sur l'hystérie infantile dans *The journal of nervous and mental diseases* de New-York. Cet article est intéressant par certains côtés originaux. Ainsi, il signale fort justement dans les diverses causes de l'hystérie, l'éducation « chez soi » par des parents qui ne savent pas résister aux cris des enfants. « Ces enfants grandissent, dit-il. volontaires et « têtus, et lorsque les épreuves et les peines « arrivent, que les parents indulgents ne peuvent « plus écarter, l'enfant tombe dans l'hystérie ». Une autre cause, à ses yeux, réside en cette habitude que l'on a en Amérique de donner du thé et du café à des enfants très jeunes. Après ces données étiologiques, il étudie les symptômes ; pour la commodité des cliniciens il divise l'hystérie en forme psychique, convulsive, paralytique, anesthésique.

Dans la forme psychique il fait entrer, entre autres « les enfants cruels qui font souffrir les animaux et prennent plaisir à constater leurs souffrances ». La forme convulsive n'est pas aussi fréquente, dit-il, en Amérique qu'en France. Il n'a jamais pu observer les quatre périodes de la crise convulsive décrites par Charcot, généralement il n'a vu que la période des attitudes passionnelles. Les paralysies et les contractures sont rares aussi, en Amérique. Il rapporte quatre observations : un pied bot hystérique chez un garçon de huit ans, un cas de bégaiement hystérique chez un garçon de sept ans, un cas d'astasie et de paralysie hystérique, chez une petite fille de dix ans, et un cas de surdité hystérique chez un garçon de neuf ans. D'après ses observations il remarque que l'enfant est plus susceptible de guérir que l'adulte ; il ajoute que plus les symptômes sont bizarres, meilleur lui paraît le pronostic. Comme traitement il recommande l'hydrothérapie, la vie au grand air, les toniques, parmi lesquels le malt; l'isolement lui paraît difficilement applicable.

En 1894, le docteur Hector Mackenzie rapporta à la Société médicale de Londres un cas de surdité hystérique chez une jeune fille.

Lockart Stephens, dans *The Lancet* du 5 janvier 1895 relate un cas d'anorexie hystérique chez une jeune fille; il fut suivi de mort. Dans la même revue le 19 janvier Marshal expose un autre cas d'hystérie chez une jeune fille de onze ans, qui aurait succombé, et à l'autopsie de laquelle on aurait trouvé des lésions corticales.

Byron Bramwell dans *Edimbourg médical*

journal de février 1897 consacre un article à une contracture hystérique, qui frappa une jeune fille de onze ans.

En 1898, enfin, J. Madison Taylor dans le *Médical News* et Burr dans le *Journal de l'association médicale américaine*, consacrent chacun un article à l'hystérie infantile.

Nous avons trouvé peu d'indications concernant la littérature des autres pays.

En Italie, nous citerons un article de *Lo sperimentale* ayant pour titre « l'*Istérismo précoce* » dans lequel Pétrone passe en revue, en 1884, les travaux français sur l'hystérie infantile. A ce nom nous joindrons ceux de Massalongo, de Hackel, d'Abundo qui ont consacré quelques travaux à l'hystérie du jeune âge.

Dans les États scandinaves, les auteurs ne se sont pas désintéressés de la question et aux indications données par Clopatt qui cite les noms de Lange, de Lykke de Loggaard, de Faye, de Runeberg, de Schulten, nous ajouterons ceux de Giersing, de Gœdeken. de Salmer et de Bull dont les travaux ont parus de 1877 à 1892.

En Russie, enfin, nous n'avons trouvé que la communication de Stuttleworth, au Congrès de Moscou en 1897 sur *la Névrose héréditaire chez l'enfant.*

TROISIÈME PARTIE

Description.

CHAPITRE PREMIER

DESCRIPTION GÉNÉRALE DE L'HYSTÉRIE INFANTILE ET JUVÉNILE

§ 1. *Première enfance.* — § 2. *Seconde enfance.* —
§ 3. *Adolescence.*

L'hystérie existe dès la naissance. « On naît hystérique, a dit Pitres, on ne le devient pas ». Le terrain se trouve constitué par la tare héréditaire ; la manifestation se présentera d'une façon plus ou moins brusque, à un âge plus ou moins avancé, d'une manière plus ou moins facile à reconnaître, selon l'occasion. On peut comparer cet état à la période d'incubation des fièvres éruptives, ou à l'état de microbisme latent.

Si les manifestations se produisent dès les pre-

miers mois de la vie, il y aura surtout des spasmes,
des convulsions, des paralysies, ou des contractures
plus ou moins étendues ; plus tard, dès l'âge de cinq
à six ans, il se produira des phénomènes plus nets
pour le médecin, ce qui a été appelé l'hystérie à
l'état naissant : troubles nerveux plus ou moins
fugaces, tels que céphalalgie, toux aboyante, crises
de hoquet, troubles trompeurs tels que méningisme
et affections pseudo-organiques, troubles psychiques
dont le minimum est la légèreté à l'école et le maximum les troubles mentaux de la puberté, en particulier chez les fillettes mal ou point réglées. Plus
tard enfin apparaîtront les crises classiques qui permettront un diagnostic rétrospectif.

L'hystérie varie donc ses manifestations avec
l'âge du sujet ; mais il faudrait bien se garder de
prendre comme une règle immuable la description
qui vient d'être tracée à grandes lignes. Chaque
maladie varie avec chaque malade, il n'en est pas
moins vrai qu'il existe des cas types pouvant servir
de termes de comparaisons, et qu'en divisant les
manifestations hystériques suivant l'âge du sujet,
on obtient au moins ce résultat de pouvoir donner des descriptions claires et complètes sinon
d'une exactitude clinique absolue ; nous décrirons
donc trois formes : l'hystérie de la première enfance, celle de la seconde enfance, celle de l'adolescence.

Il est bien entendu, nous le répétons, que cette description est quelque peu théorique, mais elle sera ainsi plus claire et plus complète.

§ 1. — *Hystérie de la première enfance.*

L'hystérie existe-t-elle chez le nourrisson ?

On aurait certainement repondu par la négative à l'époque ou la maladie était considérée comme ayant son siège exclusif dans l'utérus. Nous savons aujourd'hui qu'il s'agit d'une névrose et dès lors rien ne s'oppose, de prime abord, à ce qu'elle se manifeste chez de très jeunes sujets, comme, par exemple, l'épilepsie.

Ici cependant se place une question délicate ; si l'hystérie est une maladie psychique, comme le dit Charcot, il est difficile d'admettre qu'elle ait une prise importante sur le psychisme d'un enfant âgé de quelques semaines.

Il est certain que si l'on s'attend à voir, dès le début de la vie, l'hystérie absolument complète, on sera désillusionné. Mais si on se borne à rechercher simplement des troubles, en rapport avec l'état psychique, peu important, il est vrai, mais n'en existant pas moins, on verra bien qu'il y a quelque chose, ce quelque chose étant en rapport avec l'âge. De même que le phénomène paralysie, par exemple, sera très apparent s'il frappe un adulte en marche dans la rue, tandis que semblable phénomène passera inaperçu chez un nourrisson, de même les symptômes de l'hystérie trouveront une étiologie beaucoup plus efficiente dans le psychisme d'un adulte que dans celui d'un nouveau-né.

De plus, si l'hystérie est psychique beaucoup de ses manifestations sont motrices ; ces dernières manifestations caractérisées par des convulsions, des contractures, des paralysies, seront beaucoup plus fréquentes à cet âge de la vie, ou les phénomènes psychiques sont peu accentués.

Ceci étant bien posé, nous pouvons admettre, et par conséquent décrire l'hystérie chez le nourrisson.

C'est Chaumier (de Tours) qui souleva le premier la question, d'abord en 1885, au Congrès de Grenoble, et plus tard en 1891, devant l'Académie. La question fut présentée par lui de la façon suivante : les accidents nerveux qui existent chez le jeune enfant, et qui sont mis sur le compte de la dentition, doivent être mis sur le compte de l'hystérie.

Ainsi posée, la question était quelque peu révolutionnaire. Aussi ne fut-elle pas admise d'emblée et les bulletins de l'Académie de l'année 1892, relatent, en de nombreux endroits, les discussions qui eurent lieu sur ce sujet.

Sans vouloir reproduire ici les discussions, nous

dirons simplement que le travail de Chaumier eut pour rapporteur Ollivier, qui en accepta en grande partie les conclusions, et aujourd'hui à peu près tout le monde est d'accord sur ce point que l'ancien domaine des accidents de dentition doit être considérablement rétréci au profit de l'hystérie.

Il ne faudrait pas cependant s'empresser de diagnostiquer dans ce sens chaque fois qu'un nourrisson présentera des accidents nerveux. Il serait injuste d'oublier le rôle des infections et des intoxications, de celles particulièrement qui prennent leur origine dans l'appareil digestif par suite des fautes contre l'hygiène de l'allaitement.

Un point semble donc acquis actuellement, à savoir qu'une partie des accidents nerveux de la première enfance, spécialement des accidents convulsifs, doit être attribuée à l'hystérie. Dans quelle proportion la névrose peut-elle revendiquer ces accidents ? C'est ce qu'il est encore difficile d'établir, il semble cependant que les faits ne soient pas trop fréquents. Le point important à établir, dans l'état actuel de la science, c'est que l'hystérie peut se manifester chez le nourrisson, et que coupable serait aujourd'hui le médecin qui laisserait échapper cette indication importante, pour l'avenir du malade.

Comment se manifestent ces accidents nerveux ?

Il y a d'abord les phénomènes convulsifs que Georget et Pitres relèvent comme antécédents des enfants devenus plus tard hystériques francs. A côté d'eux, Chaumier a proposé d'établir la gradation suivante : premier degré, phénomènes émotifs consistant en colères violentes, ressemblant au paroxysme maniaque. Deuxième degré, pamoisons. Troisième degré, véritables attaques convulsives plus ou moins longues, plus ou moins répétées, faisant partie des prétendues méningites qui guérissent.

D'autres phénomènes peuvent exister, mais moins apparents : absence du réflexe palpébral ou pharyngien, strabisme, nystagmus, troubles digestifs ou respiratoires, paralysies, contractures.

On se trouvera même quelquefois en présence de faits encore moins marquants, telle la fillette, citée par Comby, qui avait, à l'âge de six semaines, du sommeil léthargique.

Pour ne pas trop nous appesantir sur cette question, dans laquelle certains points nécessitent de nouvelles recherches, nous nous bornerons à la proposition suivante : Lorsque, chez un nourrisson, les accidents nerveux dépasseront, par leur intensité ou leur fréquence, les limites du nervosisme, lorsque ces phénomènes ne seront expliqués par aucune intoxication ou infection, il y aura lieu de les rattacher à l'hystérie.

§ 2. — *Hystérie de la seconde enfance*

La question devient ici beaucoup plus claire. Cela tient à ce que les faits sont plus nets et par conséquent non contestés.

Déjà en 1859, Briquet relevait, sur une statistique de quatre-vingt-sept cas d'hystérie ayant débuté avant treize ans, soixante-dix cas s'échelonnant de la première à la sixième année.

Dans la statistique, beaucoup plus récente de Clopatt, sur deux cent soixante-douze cas, on voit que presque la moitié, environ cent trente, ont débuté aux mêmes époques de la vie.

Donc, d'après ces auteurs, l'hystérie peut se manifester dans la seconde enfance, et nous commençons à trouver des chiffres beaucoup plus nets que pour la première.

Quant aux manifestations, elles ont varié, et tendent à se rapprocher, avec l'âge de celles de l'adolescence. En voici quelques exemples.

Monoplégie hystérique chez un enfant de dix-sept mois (Gilette). — Fille de deux ans : convulsions suivies d'une paralysie qui dure six mois; plus tard, sensation de boule (Pitres). — Une fille de deux ans a des attaques (Comby). – Un garçon de dix-huit mois a eu de l'astasie-abasie (thèse d'Isnard). — Le même phénomène existe chez une fille de quatre ans et demi (Bézy). — Un garçon de trois ans a eu des attaques convulsives et une monoplégie passagère de la jambe droite (thèse de Conturies). — D'autres faits, assez nombreux, quelques-uns peut-être contestables, mais beaucoup indiscutables, sont relatés dans la thèse de Burnet, élève d'Ollivier, qui est le travail le plus complet pour l'époque (25 février 1891). — Enfin Grancher s'exprime ainsi sur ce sujet : « L'hystérie est aussi très commune chez les très jeunes enfants, ou elle revêt des formes frustes quelquefois très curieuses. Qui n'a vu des fillettes de quatre à cinq ans qui jouent à la poupée et déjà trahissent, par leurs regards luisants, leurs attitudes caressantes et félines, leur coquetterie, leur malice, un état névropathique latent, qui n'attend qu'une occasion pour se dévoiler ».

L'hystérie peut donc se développer dans la seconde enfance, elle est certainement plus fréquente et plus apparente que dans la première. En est-elle pour cela très fréquente ? Il semble qu'elle soit d'autant plus rare qu'on s'approche de la naissance. Vers l'âge de cinq ans, les cas deviennent plus nombreux et plus nets, et vont en augmentant de fréquence et de netteté jusqu'à la puberté.

§ 3. — *Hystérie de l'adolescence.*

La ligne de démarcation entre la seconde enfance et l'adolescence est quelque peu théorique. On ne peut affirmer que telle manifestation hystérique appartiendra à une de ces deux périodes au détriment absolu de l'autre. Il n'en est pas moins vrai que chez l'adolescent, le contact avec les autres nerveux, l'éveil des passions, le travail cérébral, vont donner à la névrose un aspect plus spécial et des manifestations plus bruyantes, nous allons assister à l'éclosion de l'hystérie chez le collégien et chez la jeune pensionnaire. Notre malade aura d'une part un langage et une intelligence assez développés pour exprimer ce qu'il ressent, et d'autre part toutes les ressources de la simulation et de la dissimulation, d'autant plus accentuées que la tare aura pénétré plus profondément. L'aspect sera moins moteur et plus psychique.

Nous allons voir des cas se rapprochant de plus en plus du type de l'adulte, et à côté de cela des cas simulateurs ou trompeurs, l'hystérie à l'état naissant de J. Simon, l'hystérie fruste de Pitres, l'hystérie monosymptomatique classique, aussi fréquente que trompeuse à cet âge.

Et tout d'abord l'hystérie est-elle fréquente à cette période de la vie ? tous les auteurs sont d'accord pour admettre que, rare avant cinq ans, l'hystérie devient fréquente de cinq à quinze ans. Depuis que ces faits sont à l'étude, tout le monde a pu s'en convaincre.

Comment va-t-elle se manifester ?

Nous avons, pour répondre à cette question, deux moyens d'investigation : d'abord les antécédents des hystériques adultes, nous révélant les faits qui se sont produits pendant l'enfance ; en second lieu, les malades qui ont été pris au début et qui ont présenté des formes nettes ou frustes de l'hystérie.

Un mot sur chacune de ces catégories.

Première catégorie : Hystériques adolescents ayant présenté des troubles nerveux pendant l'adolescence. — Si on relève, dans les auteurs, les cas de ce genre dans lesquels les antécédents personnels sont retenus avec soin, on arrive aux résultats suivants : sur 67 hystériques étudiés par Briquet, P. Richer, Pitres, Azam, la névrose a débuté vingt-deux fois dans l'adolescence, mais ce qui est plus intéressant. c'est de se demander comment a débuté l'hystérie chez ces sujets, adultes et nettement hystériques, au moment où les observations sont relevées. Voici un tableau, pris dans ces observations qui donnent des renseignements sur ce point.

SEXE	AGE DU SUJET EN OBSERVAT.	MANIFESTATION A CE MOMENT	AGE DU DÉBUT	MANIFESTATION AU DÉBUT
—	—	—	—	—
Fille.	17 ans.	Crises avec arc de cercle...	13 ans.	Hallucinations. Rires. Convulsions.
—	16 —	Attaques de contractures et de sommeil	12 —	Tremblements.
—	14 —	Somnambulisme. Crises...	13 1/2	Crises.
—	16 —	Grande crise convulsive ...	12 —	Envie de pleurer. Étouffement.
Garçon.	16 —	Somnambulisme.........	15 —	Somnambulisme.
—	17 —	Crises. Hallucinations	12 —	Crises. Hallucinations.
Fille.	17 —	Aphasie. Crises	14 —	Toux spasmodique.
Garçon.	21 —	Hystérie convulsive........	14 —	Hoquet persistant.
Fille.	21 —	Attaques convulsives	11 1/2	Attaques convulsives.
—	18 —	Polyarthralgie hystérique .	10 —	Gastralgie. Vomissements

On voit, d'après ce tableau, que la névrose peut reparaître chez l'adulte, sous la même forme, ou sous un aspect différent de celui qu'elle avait dans l'adolescence.

Deuxième catégorie. — Hystériques adolescents examinés dès l'apparition de la névrose. — Dans cette seconde catégorie entrent tous les sujets qui présentent des manifestations très nettes (crises, paralysies, contractures) ceux qui présentent des formes frustes (tics curables, hoquet, toux, etc.), ceux enfin qui présentent des formes trompeuses (pseudo-coxalgie, pseudo-péritonite, etc.).

Nous n'insisterons pas sur les formes trompeuses, non plus que sur les manifestatione très nettes. Ces deux types seront étudiés au chapitre suivant. Il est plus important de dire un mot des formes frustes.

J. Simon revient souvent dans ses leçons sur ces faits qu'il qualifie d'hystérie à l'état naissant. Elle se manifeste par des signes souvent mobiles et fugaces, quelquefois stables surtout chez les filles. Ces enfants sont éveillés, apprennent facilement les arts d'agrément et d'imitation, ont des troubles nerveux de la face et des yeux, des douleurs, notamment des céphalalgies frontales, souvent unilatérales, passagères, ou durant jusqu'à des mois, revenant facilement, ou de la gastralgie, du vomissement, des points douloureux du thorax ou de l'abdomen.

Pitres revient aussi, dans ses leçons, sur ces manifestations qu'il appelle l'hystérie fruste : bégaiements, tics de la face, etc., que nous avons déjà signalés, au début, en cherchant à établir les limites de l'hystérie infantile.

Enfin, il y a lieu de faire rentrer dans ces formes frustes certains accès de délire survenant, non au décours, mais pendant la convalescence des maladies aiguës. Comby, qui a insisté sur ce fait, cite un cas de ce genre chez un garçon de trois ans, après une fièvre typhoïde, et rappelle quatre cas analogues, rapportés par Adams, de Washington, chez des sujets de sept, neuf, douze et treize ans. Les divers troubles psychiques, très importants, seront étudiés plus loin.

CHAPITRE II

DESCRIPTION SPÉCIALE DE CHAQUE MANIFÉSTATION

I. *Formes convulsives* — *1. Attaque.* — *2. Chorées.* —
3. Pseudo-épilepsie partielle. — *4. Spasmes localisés œso-*
phagisme, hoquet, boule, vomissement, renaclement, reni-
flement, toux, bégaiement, tic, tétanie, fausses tumeurs).
— 5. Contractures. — 6. Tremblements. — 7. Athétose.

§ II. *Formes non convulsives. — 1. Paralysies, astasie-abásie.*
— 2. Troubles trophiques, digestifs, circulatoires (atrophie
musculaire, urticaire, tumeur fantôme, œdèmes, taches,
gangrène, hémoptysies, troubles cardiaques, anorexie, vo-
missement, diarrhée). — 3. Somnambulisme. — 4. Troubles
psychiques. — 5. Anesthésies, hypéresthésies. — 6. Mu-
tisme et surdité.

§ III. *Formes simulant des affections organiques particuliè-*
rement celles qui sont spéciales à l'enfance.— 1. Affections
chirurgicales (pseudo-arthrite, pseudo-coxalgie, torticolis,
pseudo-scoliose et pseudo-cyphose). — 2. Affections de l'ap-
pareil circulatoire. — 3. Affections de l'appareil respira-
toire (coqueluche, tuberculose).— 4. Affections de l'appareil
digestif et de ses annexes (péritonite, appendicite, kyste
hydatique du foie, entérites, coliques abdominales). — 5.
Affections de l'appareil urinaire (névroses du col, inconti-
nence d'urine). — 6. Pseudo-méningite (méningisme). —
7. Affections cérébrales (hémiplégie spasmodique infantile,

syndrome de Weber, aphasie, troubles oculaires). — 8. Maladies de la moelle. — 9. Névroses (terreurs nocturnes, épilepsie). — 10. Maladies générales.

Jusqu'à présent nous avons étudié le malade hystérique, en tant que malade. Nous devons maintenant faire une étude complète de la maladie, qui aura le double but de mettre en relief toutes les manifestations que l'on peut rencontrer (et ici nous ne faisons plus de distinction d'âge), et de les étudier à fond.

Nous adopterons, pour cela, une classification basée sur la ressemblance des faits entre eux, d'après laquelle nous décrirons les formes d'hystérie convulsive, les formes non convulsives, celles qui simulent des maladies organiques particulièrement celles spéciales à l'enfance.

§ 1. — *Formes convulsives.*

Nous entendrons par formes convulsives celles qui se manifestent par des accidents de tonus ou de clonus musculaire plus ou moins accentués. Ces formes comprennent : les attaques convulsives, les diverses affections décrites sous le nom de chorée, la pseudo-épilepsie partielle, les spasmes plus ou moins localisés (toux, hoquet, renaclement, reniflement, bégaiement, tics, tétanie, fausses tumeurs), les contractures, les tremblements, l'athétose.

1. *L'attaque convulsive* peut être typique, avec arc de cercle, complète avec ses quatre phases (épileptoïde, grands mouvements (clownisme), attitudes passionnelles, hallucinations), incomplète, avec une ou plusieurs phases sautées, fruste, ne présentant que des manifestations incomplètes ou localisées.

La forme complète se rencontre surtout pendant l'adolescence, aussi bien chez le garçon que chez la fille. En dehors des cas que nous avons observés ou relatés, nous rappellerons ceux de Rosenstein (garçon de neuf ans), Pitres (fille de dix ans), Paul Richer (garçon de douze ans), Bourneville et ses élèves (observations nombreuses et variées).

Les formes incomplètes et les formes frustes sont fréquentes. Les plus importantes sont celles qui se bornent à ce symptôme bien connu que l'on nomme la crise convulsive chez l'enfant. Nous n'y insisterons pas, nous réservant d'insister, comme il le mérite, sur ce fait, au chapitre diagnostic.

2. On a quelque peu abusé en pathologie infantile du terme *chorée*. Ces affections sont en effet fréquentes dans l'enfance et surtout dans l'adolescence. On peut les rapporter à trois types : la chorée de Sydenham dont le caractère est l'arythmie, les chorées rythmées, la chorée électrique.

Les *chorées rythmiques* sont depuis longtemps

rattachées à l'hystérie ; elles constituent une manifestation fréquente de la névrose pendant l'adolescence. Terrien (Congrès de Toulouse 1897) en a signalé un cas chez un garçon de huit ans. On ne voit plus aussi souvent qu'au moyen âge ces grandes épidémies de danse de Saint-Guy, mais on voit, comme le dit Gilles de la Tourette, des épidémies de pensionnat ou d'atelier.

La *chorée de Sydenham* doit être rattachée à l'hystérie, d'après Déjerine, Lannois, Comby, Perret et Devic, Merklen, Chantemesse, etc. Les stigmates et autres manifestations hystériques sont assez fréquents chez les jeunes choréïques pour autoriser cette manière de voir. Cependant en présence des recherches de Ch. Leroux, de Leredde et Triboulet, il est prudent de faire quelques réserves sur le rôle de l'infection dans la pathogénie de la chorée de Sydenham.

La *chorée électrique*, telle que nous la comprenons en France, est caractérisée par des secousses brusques, siégeant à la tête et aux membres supérieurs. Lannois avait proposé de la dénommer électrolepsie et elle est décrite dans le récent Traité des maladies de l'enfance, sous le nom de maladie de Bergeron, qui le premier la fait connaître en France, en 1880, par la thèse de son élève Berlan. La nature hystérique de cette affection a été défendue par Janowitz, ce qui pourrait justifier cette opinion c'est la présence simultanée de la chorée électrique, de la chorée de Sydenham, et de phénomènes hystériques chez certains sujets. N'est-il pas permis de voir aussi une manifestation hystérique dans le singulier mode de guérison de cette affection qui disparaît sous l'influence de l'émétique à dose vomitive, ou sous l'action des courants interrompus?

3° La *pseudo-épilepsie partielle* fait encore partie du domaine de l'hystérie des jeunes sujets. Ballet et Crespin, Bardol, en citent des cas. Un des plus intéressants est celui du docteur E. Noguès (de Toulouse). Il s'agit d'un garçon de treize ans, de souche nerveuse. Après avoir présenté des douleurs dorsales diagnostiquées mal de Pott, il a des crises d'épilepsie partielles limitées au côté gauche. Plus tard, il arrive à simuler les crises pour éviter le collège. Enfin, il a des troubles psychiques consistant surtout en de violentes colères. L'isolement et l'hydrothérapie ont eu raison de cet état.

4. Les *spasmes localisés* sont une des manifestations les plus fréquentes de l'hystérie au début. Que de fois le médecin dépistera la névrose au moyen d'une de ces formes frustes dont la signification aura échappé à l'entourage et qui peuvent s'associer de façons très diverses.

Ces spasmes sont constitués par le *hoquet*, l'*œsophagisme* avec sensations de boule ou vomissements, le *renaclement*, le *reniflement*. Certes ces accidents ne sont pas toujours hystériques, mais leur persistance doit mettre le médecin en éveil, surtout lorsqu'il s'agit d'un terrain préparé. Parmi ces accidents il en est trois qui ont une importance capitale par suite de leur fréquence et des erreurs auxquelles ils peuvent donner lieu, ce sont la toux, le bégaiement, les tics.

La *toux hystérique* est extrêmement fréquente chez les fillettes. Ce symptôme est mis le plus souvent sur le compte d'une bronchite et surtout d'une laryngite rebelles. Elle peut s'accompagner d'hémoptysies hystériques et inspirer alors des craintes sérieuses à l'entourage. Dans certains cas rares elle a simulé la coqueluche (Hérard). Elle a été signalée par Lasègue et par Charcot, et ses caractères ont été bien mis en évidence par Pitres : C'est une toux d'expiration, mais d'expirations rauques et éclatantes. Pendant un certain nombre de mouvements respiratoires, l'inspiration se fera normalement, et sera immédiatement suivie d'une expiration bruyante, souvent deux ou trois respirations seront normales dans leur deux temps, puis le même phénomène se reproduira. Ce symptôme peut être très passager, persister une journée, ou survenir par accès ; il disparaît pendant la nuit ou si le malade arrive à se distraire, ou encore à l'occasion d'une attaque ; il apparaît sans raison comme toute manifestation hystérique ; il est bien entendu qu'il n'y a jamais d'expectoration, et que les phénomènes stéthoscopiques sont nuls.

Le *bégaiement* est souvent une manifestation hystérique. Dans ce cas, il survient brusquement, souvent à la suite d'une émotion ou d'un traumatisme et peut disparaître de même. Putnam en cite un cas chez un garçon de sept ans. Pitres rapporte l'histoire de cinq enfants, âgés de cinq à neuf ans, chez lesquels le bégaiement apparut brusquement dans les conditions étiologiques suivantes : convulsions, chute d'un étage élevé, mauvais traitements et terrorisations, chute de cheval, action prolongée du froid pendant la nuit. La brusquerie de l'apparition, les récidives constituent les principaux caractères du bégaiement hystérique.

Le *tic hystérique* a récemment fait son apparition dans le domaine de l'hystérie infantile sous le patronage de Pitres.

Ces petits tics, qu'il ne faut pas confondre avec les grands, ont ordinairement pour siège les muscles de la face ou des membres, ils sont caractérisés par la brusquerie de l'apparition et leur tendance à la guérison, particulièrement sous l'influence de la suggestion.

On ne saurait trop insister sur l'importance capitale de ces spasmes localisés, et en particulier sur les trois formes qui viennent d'être décrites. Non seulement, en effet ils donnent, comme nous l'avons dit, l'éveil au médecin, mais ils peuvent être la seule manifestation de l'hystérie dans le jeune âge. Enfin, et c'est là le point capital de leur histoire, ils sont curables. Combien coupable serait le médecin qui ne guérirait pas son malade parce qu'il a abandonné à elles-mêmes des manifestations profondément nuisibles à ceux qui sont atteints, et qui, traitées, auraient très probablement disparu. Ces réflexions s'appliquent surtout aux petits tics que l'on tend toujours à considérer comme l'incurable maladie des tics de Guinon.

A côté de ces formes, il en existe deux à qui s'appliquent les mêmes réflexions bien qu'elles soient moins fréquentes; ce sont la tétanie et les fausses tumeurs.

La *tétanie* est un syndrome caractérisé surtout par des crises de contractures d'étendue et de durée variables. Le rôle des infections et l'action du corps thyroïde, dans sa pathogénie, son association avec le laryngospasme, constituent autant de questions fort intéressantes, mais n'ayant pas leur place ici; tout ce que nous avons à retenir c'est que l'hystérie a une place à revendiquer dans l'étiologie de cette affection, et que la tétanie hystérique existe chez l'enfant.

Les droits de l'hystérie dans la tétanie ont été défendus surtout par Charcot et par Zaldivar. Sa description chez les enfants, chez qui elle se montre

4.

surtout sous forme d'épidémie d'école, a été donnée notamment par J. Simon qui a relaté l'épidémie de Gentilly en 1876, et par Hirt (de Berlin) qui a relaté, dans une école d'un petit village d'Allemagne, une épidémie, non seulement de tétanie, mais de contractures et de crises convulsives.

Il faut donc admettre l'existence d'une tétanie hystérique chez les jeunes sujets.

Les *fausses tumeurs* font encore partie de ces manifestations hystériques qui donnent lieu à des erreurs de diagnostic.

Moizard a signalé le cas d'une fillette de onze ans ayant une contracture des ventres supérieurs des muscles droits de l'abdomen, cette contracture faisait saillir l'estomac et le côlon qui, à certains moments, en imposaient pour une tumeur du foie. Cette enfant était en outre atteinte de hoquet. La contracture et la pseudo-tumeur disparaissaient sous le chloroforme.

Nous avons vu un cas absolument analogue chez un petit garçon. Enfin nous avons vu un enfant chez lequel le diagnostic de tumeur abdominale avait été porté. Cette tumeur ayant disparu sous le chloroforme, au moment où le malade allait être opéré, le chirurgien s'arrêta.

Bien que les faits de ce genre puissent se rencontrer chez l'adulte, il est très important de savoir qu'on les voit aussi chez l'enfant, afin d'être en garde contre des erreurs de diagnostic bien préjudiciables au malade.

5 Les *contractures* appartiennent à l'hystérie juvénile précoce. L'intérêt de leur histoire consiste surtout dans ce double fait qu'elles sont une des manifestations de l'hystérie monosymptomatique, et qu'elles simulent très fréquemment les lésions organiques infantiles de la moelle et du cerveau.

Elles sont plus ou moins étendues, et peuvent simuler d'autres affections que celles des centres nerveux, notamment la coxalgie. Elles peuvent être consécutives à un choc, et, il y a alors, d'après Richer, un rapport constant entre le point sur lequel le choc a porté et le siège de la contracture ; mais elles peuvent survenir sous d'autres influences qui souvent échappent absolument. Nous avons observé une fillette qui fut prise brusquement, en jouant du piano, d'une contracture du bras, laquelle disparut brusquement aussi, pendant un séjour à la campagne. Le pied bot hystérique a été observé par Putnam, chez un garçon de huit ans.

6. Les *tremblements* peuvent se présenter chez l'enfant hystérique. Pierret (de Lyon) en rapporte un cas chez une fille de onze ans qui portait de nombreux stigmates hystériques. Baumel en rapporte un cas chez une fille de treize ans, qu'il attribue à l'hystéro-traumatisme. Nous en avons présenté un cas au Congrès de neurologie de Toulouse ; il s'agis-

sait d'une fillette de douze ans et demi qui avait un tremblement à oscillations lentes depuis l'âge de huit ans. Ce tremblement s'était manifesté à la suite d'une perte de connaissance occasionnée par une frayeur.

Ces faits, indiscutables du reste, ne paraissent pas très fréquents.

7. *L'athétose* ne paraît pas non plus très fréquente ; on trouve cependant, rapporté par Jasenski (de Varsovie) le cas d'un garçon de treize ans qui eut de l'athétose et de la paralysie glosso-labiale d'origine hystérique à l'occasion d'un rêve effrayant.

§ 2. — *Formes non convulsives*

Nous comprendrons dans les manifestations de cet ordre celles dans lesquelles il n'y a ni convulsions ni même mouvements, et nous décrirons : les paralysies, l'astasie-abasie, les troubles trophiques, digestifs et circulatoires, le mutisme et la surdité, le somnambulisme, l'hypnotisme, les troubles psychiques, les hyperesthésies et anesthésies.

1. Les *paralysies* dont une des formes les plus intéressantes est l'*astasie-abasie*, affectent des aspects variables, mais dont la plupart ressemblent à ceux de l'adulte, aussi n'insisterons-nous que sur les particularités qui intéressent l'enfance.

D'abord, il est bon de retenir que certaines formes

peuvent s'accompagner d'atrophie musculaire, fait important sur lequel nous reviendrons au chapitre des troubles trophiques, mais qu'il est bon de souligner pour montrer combien certaines erreurs sont faciles, notamment la confusion avec la paralysie spinale infantile.

La forme faciale est très rare chez l'enfant. On en a cependant signalé : Gasnier en rapporte un seul cas chez une fillette de neuf ans et demi. Dans sa thèse, plus récente (novembre 1898) A. Astruc en signale un autre chez une fillette de sept ans.

Certaines de ces paralysies affectent des formes assez singulières : J. Simon a observé un garçon de neuf ans et demi qui n'a ni paralysie, ni ataxie, mais qui ne peut marcher qu'à quatre pattes ; il a de l'hypéresthésie et du battement des paupières. Le même auteur cite deux garçons de douze ans qui présentèrent l'un, de la pseudo-coxalgie, l'autre de la paralysie du membre inférieur, tous deux par suggestion, et qui guérirent par le même procédé.

Barrs cite un garçon de douze ans qui avait une incontinence d'urine rebelle à tout traitement ; elle fut un jour brusquement remplacée par une paralysie. Le tout guérit.

Dans la forme astasie-abasie, l'enfant ne peut ni marcher, ni se tenir debout, mais il n'y a pas paralysie. Nous avons relaté une observation personnelle de ce genre chez une fillette de quatre ans et demi, au Congrès de neurologie de Toulouse. Elle guérit par suggestion. De très nombreux auteurs signalent des cas analogues, pour lesquels la guérison est la règle, chez des enfants de sept à onze ans. Pitres en décrit diverses formes suivant qu'il y a paralysie, chorée, trépidation, impossibilité de marcher, de sauter, de danser, de grimper, etc.

Ne pourrait-on classer avec ces paralysies les états décrits sous le nom de chorée paralytique ou de chorée molle ?

2. *Les troubles trophiques, circulatoires et digestifs* présentent chez l'enfant certaines particularités.

L'atrophie musculaire ne semble pas très fréquente, mais elle fait souvent commettre des erreurs de diagnostic lorsqu'elle accompagne les phénomènes de paralysie ou de contracture ; on pense alors souvent à des lésions organiques (coxalgie, paralysie spinale infantile, affections spasmo-paralytiques de l'enfance) et on institue une thérapeutique absolument défavorable au malade. On trouve des exemples de ce genre dans la communication de Chauffard à la Société médicale des hôpitaux, le 14 mai 1886 (garçon de treize ans : monoplégie brachiale avec atrophie durant trois ans et guérissant) et dans l'observation XV de la monographie de Clopatt (fille de onze ans : hémiparésie droite avec atrophie musculaire). Des cas analogues ont été rapportés par J. Mitchell et Schweinitz. Enfin le docteur Destarac a repris la question au Congrès de Toulouse en 1897, et, après avoir rapporté les faits des auteurs et de sa pratique personnelle, il étudie la valeur de l'examen électrique dans le diagnostic des atrophies hystériques chez l'enfant. Pour lui, contrairement à d'autres auteurs, la réaction de dégénérescence éloigne forcément le diagnostic d'atrophie hystérique.

D'autres troubles trophiques ont été signalés chez l'enfant : Ollivier et son élève Burnet ont étudié l'*urticaire*, semblable à l'urticaire de l'adulte. Gevaert (de Bruxelles) a rapporté chez une fille de trois ans un cas de *tumeur fantôme* de la région du cou, consistant dans l'apparition et la disparition brusques d'une tumeur indolente et mate. Les *œdèmes* des membres ont été signalés par Henoch chez une fille de quatre ans. Le docteur Pailhas a rapporté au Congrès de Toulouse, en 1897, trois observations d'enfants de dix ans, douze mois et neuf ans, ayant eu sur la peau des *taches ecchymotiques* et des *taches jaunes*, les premières ayant, comme le fait justement observer l'auteur, une grande importance en médecine légale. Ces troubles peuvent aller jusqu'à la *gangrène*, comme Sangster en a relaté un cas au Congrès de Londres (1881) chez une fille de treize ans. Nous ajouterons à ces faits un cas d'érythème noueux hystérique, dont nous avons publié l'observation, chez une fille de 13 ans (Congrès de gynécologie, d'obstétrique et de pædiatrie de Marseille 1898) et trois cas rapportés par Lamacq et Sabrazès, au Congrès de Toulouse, (1897), chez des enfants de dix à quatorze ans qui eurent tous des troubles de la nutrition générale, (amaigrissement, pâleur, anémie) affirmés par l'examen du sang et de l'urine.

Comme *troubles circulatoires* on rencontre assez fréquemment chez les jeunes hystériques des intermittences, des palpitations, des syncopes, et de nombreuses irrégularités dans le rythme. Beaucoup plus rarement on rencontre les hémorrhagies, notamment les hémoptysies, signalées par Ollivier. Quant à la pseudo-angine de poitrine, elle constitue chez l'enfant la très grande exception.

En dehors des alternatives de rougeur et de pâleur et de l'érytrophobie, les troubles capillaires d'origine nerveuse sont rares chez l'enfant ; on peut s'en convaincre en lisant la thèse d'Attel (Paris 1897-1898) qui traite des troubles vaso-moteurs dans l'hystérie, et n'en signale pas chez l'enfant.

Les *troubles digestifs* sont plus fréquents ; sans insister sur les vomissements ayant simulé l'iléus (Rosenstein) ou l'appendicite (Brissaud, Talamon), il en est deux qui méritent d'être signalés : l'anorexie et le vomissement.

L'anorexie est l'apanage surtout des fillettes et des

adolescentes. Elle est souvent passagère, quelquefois assez intense pour amener la mort par inanition (Lockart-Stephens, Fournier (thèse Paris 1895-96), Bonnemaison).

Le vomissement, alimentaire ou glaireux, a des allures souvent bizarres.

Il y a quelquefois des diarrhées avec ou sans pseudo-colique abdominale.

Enfin Variot a signalé un cas de mérycisme hystérique chez l'enfant.

3. Le *Somnambulisme* est une des formes de l'hystérie de l'adolescence, et bien souvent l'attaque de sommeil remplacera une crise convulsive, dont elle est du reste l'équivalent, ou lui succédera. Il ne faudrait pas cependant admettre l'hystérie chez tout enfant qui aura eu une ou plusieurs crises de somnambulisme.

On sait que l'hypnose provoquée est de même nature que l'hypnose spontanée et qu'elle peut affecter la forme de noctambulisme, de vigilambulisme ou d'automatisme ambulatoire.

La crise de somnambulisme se caractérise ordinairement de la manière suivante : l'enfant, après s'être couché et avoir dormi, se lève, se livre à des actes divers, revient au lit, et n'a aucun souvenir au réveil, de ce qu'il a fait; mais il se souvient, dans un autre accès, de ce qu'il a fait dans le premier. Les actes accomplis auront souvent trait aux leçons ou aux devoirs de la veille, à la confession ou à un autre acte réel, qui auront récemment impressionné l'enfant. Dans une autre forme, il n'y aura d'autre manifestation que le sommeil, tel ce garçon de treize ans, cité par Pitres, qui eut, dans une attaque de sommeil, le médius emporté sans s'en apercevoir. D'autres fois, au contraire, il y aura automatisme ambulatoire : un garçon cité par Pitres fit sa première fugue à douze ans.

L'enfant à l'état de somnambulisme naturel ou provoqué peut-il commettre un crime ? Bien que la suggestion semble absolument facile à employer, dans ces cas, aucun fait ne le prouve actuellement. Mais des tentatives criminelles peuvent suggérer un faux témoignage en justice ; nous verrons du reste avec quelle facilité l'enfant hystérique, suggestionné ou non, ment au magistrat instructeur.

4. Les *troubles psychiques* du petit hystérique peuvent être rapportés à trois types : le caractère hystérique, le mensonge, les formes délirantes.

Le caractère hystérique a été étudié par Clopatt, Burnet, J. Simon. Il constitue un des attributs de l'hystérie à l'état naissant. Le petit hystérique sera surtout un superficiel, tout l'excitera, rien ne le fixera. Il ne sera pas agité comme l'enfant atteint d'irritation cérébrale, il pourra même, exceptionnellement il est vrai, être apathique (Clopatt). A l'école, il fait partie des précoces et des intelligents, surtout en ce qui concerne les arts d'agréments ou la mimique ; mais il oublie aussi vite qu'il apprend. Il a des accès plus ou moins longs de tristesse, d'autant plus longs qu'on voudra le calmer. Il désire être admiré et manifeste pour ses parents et les étrangers des sentiments affectifs aussi vifs que changeants. La moindre impression, joie, colère rêve suffit à amener une explosion de chagrin ou de contentement. Le fond de ce caractère est la bizarrerie.

Le mensonge n'est pas une rareté chez le petit hystérique. Il ment et dissimule assez facilement, mais le mensonge est le plus souvent provoqué par auto-suggestion ou par hétéro-suggestion. A force de se forger une histoire ou de modifier les détails d'une histoire arrivée, le petit hystérique altèrera profondément les circonstances d'un fait. Mais ce qui est plus grave, c'est l'influence de l'hétéro-sugestion sur le témoignage d'un petit hystérique en justice : une fillette reste seule un moment avec un individu qui n'a aucune mauvaise intention. Les parents, poussés par une vaine terreur ou par un désir de chantage, font des questions à l'enfant, et déjà une image, un peu floue encore, de la scène imaginaire se photographie dans son cerveau, plus actif que raisonnable ; un magistrat, dont la présence est déjà une impression pour l'enfant, fait une série de questions indiscrètes ; l'image s'accentue, est élaborée pendant le sommeil, et au bout de peu de jours, l'enfant témoigne, sans hésiter, devant le juge d'instruction. Heureux alors l'accusé s'il a affaire à un magistrat instruit des faits que nous décrivons, ou s'il peut justement invoquer un alibi. Les faits de ce genre font que le témoignagne de l'enfant en justice doit être considéré comme n'ayant aucune valeur, surtout si cet enfant est un hystérique, apparent ou larvé.

Les formes délirantes constituent pour Gilles de la Tourette, une manifestation fréquente et importante de l'hystérie junévile. Leur apparition peut précéder l'attaque, l'annoncer ou remplacer une de ses phases. Souvent même l'attaque peut avorter et les troubles psychiques prennent alors une prépondérance qui constitue un état spécial sur lequel Charcot et son école ont longuement attiré l'attention.

Au point de vue de l'évolution clinique, ces formes peuvent affecter divers aspects : tantôt il y aura abattement ou excitabilité, ou simplement exagération d'un trouble psychique habituel. Dans une forme plus accentuée, il y aura excitation maniaque : une fille de onze ans veut aller se battre sur les barricades, croit qu'on veut l'assassiner, prend un couteau pour frapper sa mère. (Legrand du Saulle); un enfant mord et frappe pendant la phase hallucinatoire de son attaque (Raymond), un autre essaie à diverses reprises de se suicider (Clopatt). D'autres commettent des actes absurdes tels que boire leur urine (Blocq), grimper sur les bras du médecin, se croyant au gymnase (Charcot), jeter leurs matières fécales par la fenêtre, refuser de manger, mais manger en cachette (Savage).

Au point de vue général ces troubles psychiques donnent lieu à deux considérations pratiques importantes : 1° Chez certains petits hystériques impulsifs les facultés affectives sont atteintes, mais l'intelligence est saine entre les crises; ils doivent donc être rendus responsables des actes de violence surtout envers les parents, commis pendant ces périodes (Grancher'. 2° Dans certaines formes, l'élément psychique l'emportera tellement sur l'élément moteur que l'enfant semblera être plutôt un aliéné qu'un hystérique. Cela tiendra à ce que le trouble psychique remplacera l'attaque, ou seulement une de ses phases; mais les autres phases de l'attaque seront tellement larvées que, seul, le trouble psychique sera apparent. D'où cette conséquence importante qu'en présence d'un délire aigu, non expliqué, le médecin devra songer à l'hystérie.

P. Blocq, qui a longuement étudié l'hystérie maniaque de l'enfant, se demande pourquoi cette forme est si fréquente chez l'adolescent, et voici la raison qu'il en donne : chez l'enfant du premier âge les régions corticales sont à peine ébauchées, et par suite l'action inhibitoire de l'écorce sur la moelle est réduite à son minimum ; aussi à cette période l'enfant réagit-il à toute occasion par des convulsions. Au contraire, chez l'adolescent de treize à quinze ans, l'activité psychique est en pleine évolution, et c'est à cela qu'incombe sans doute la part prépondérante que prend l'élément idéal, dans la perturbation produite par la névrose.

Comme on le voit, le délire hystérique, en tant que manifestation clinique, ne présente aucun caractère spécial qui permette d'établir, du premier abord, sa nature chez l'enfant. On le rencontre, avec le même aspect, dans bien d'autres états pathologiques, notamment dans les intoxications, ce qui n'aurait rien d'étonnant pour Régis. qui leur donne une origine toxique. Il ne faudra donc pas chercher le diagnostic dans la forme du délire qui peut affecter la forme effrayante de la persécution, bien que les hallucinations, le mysticisme religieux avec extase, doivent faire penser à l'hystérie (Manheimer).

5. Les *anesthésies* n'ont pas grande importance chez l'enfant, soit qu'elles ne soient pas très fréquentes, soit que le médecin ait besoin, pour les découvrir, d'une collaboration qu'il rechercherait vainement à cet âge.

Les *hyperesthésies* au contraire ont une grande importance. Non pas qu'elles constituent, comme chez l'adulte, un stigmate important (nous savons en effet que l'hystérie infantile est très souvent mono-symptomatique) ; mais parce que les hyperesthésies localisées rendent d'immenses services dans le diagnostic des maladies infantiles simulées par l'hystérie. Celle du cuir chevelu dans la pseudo-méningite, celle de la hanche dans la pseudo-coxalgie, etc. Plusieurs fois nous avons dépisté l'hystérie, en recherchant l'hyperesthésie localisée à la paroi abdominale, chez des enfants soupçonnés atteints de colique intestinale et même de péritonite.

Ce n'est pas tout : ces petites hyperesthésies localisées constituent ces points douloureux, thoraciques ou abdominaux, qui sont une des manifestations les plus fréquentes de l'hystérie à l'état naissant.

6. Le *mutisme* et la *surdité* ne sont pas des manifestations fréquentes de l'hystérie infantile. Sur soixante et onze cas étudiés par Natier dans le service de Pitres, deux seulement se rapportent à des enfants de cinq et six ans. Ou en trouve aussi des cas cités par Nissim, Bardol, Demme, Doller, Fradis, Hector-Mackensie, Puttnam, Marinesco. Ces divers malades présentaient ces symptômes seuls ou associés à d'autres manifestations hystériques. Ces phénomènes se présentent comme chez l'adulte ; le mutisme est ordinairement de l'aphonie ou de la paralysie des cordes vocales. Heller, Raymond, Gellé ont rapporté des cas de surdité psychique chez de jeunes sujets.

§ 3. — Formes simulant des affections organiques, particulièrement celles qui sont spéciales à l'enfance.

Nous avons cru devoir grouper dans un chapitre spécial les manifestations de l'hystérie infantile qui ont un caractère commun, celui de se présenter d'une façon trompeuse, de sorte que non seulement on n'est pas porté à la soupçonner, mais encore le diagnostic est dirigé d'emblée vers une lésion organique. Il est inutile d'insister sur les inconvénients qui résultent de ces erreurs pour le malade.

Il eut été plus clinique de diviser ces manifestations en celles qui simulent des affections absolument spéciales à l'enfance, et celles qui sont communes aux différents âges. Mais pour plus de clarté nous avons préféré les réunir par appareils. Nous adopterons donc l'ordre suivant : affections chirurgicales, affections de l'appareil respiratoire, de l'appareil digestif et de ses annexes, de l'appareil urinaire, des méninges, du cerveau, de la moelle, névroses, maladies générales. Nous insisterons peu sur les symptômes, nous réservant d'y revenir au chapitre diagnostic.

1. Les *affections chirurgicales* simulées par l'hystérie infantile sont : l'arthrite, la coxalgie, le torticolis, le mal de Pott, les scolioses,

La *pseudo-arthrite-hystérique* n'est pas très fréquente. Le Marinel en a publié trois cas qui se manifestèrent dans une pension de jeunes filles : la première, franchement hystérique, fut prise à la suite d'une émotion ; les deux autres semblaient prises par contagion. La forme fut celle de l'arthrite rhumatismale. L'épidémie s'arrêta sur la menace du renvoi de toutes les élèves qui deviendraient malades. On a signalé aussi des cas d'arthralgies hystériques chez des enfants de six et onze ans. Nous en avons vu un cas chez une fillette ; le siège était au genou, et s'accompagnait de contracture des muscles fessiers. Des cas de ce genre simulent facilement la coxalgie. Mlle Golsdspiegel cite, dans sa thèse, l'histoire d'une jeune fille qui avait de la douleur et de la rougeur du genou ; le diagnostic de tumeur blanche, porté en ville, fut réformé par Charcot. Il ne faut pas oublier que les craquements articulaires, dont l'existence n'est pas rare chez les hystériques, viennent souvent augmenter les difficultés du diagnostic.

La *pseudo-coxalgie*, contrairement aux autres manifestations articulaires, est très fréquente chez les jeunes hystériques. Dans les cas types, elle apparaît brusquement, et peut disparaître de même. Elle est constitué par la contracture des muscles de la hanche ; la douleur n'est autre ordinairement qu'une hyperesthésie cutanée de la région.

Le *torticolis* hystérique est assez fréquent. Il est dû à la contracture du sterno-mastoïdien ou du trapèze et s'accompagne souvent d'hyperesthésie de la peau de la région.

C'est aux mêmes causes (contracture musculaire et hyperesthésie de la peau) qu'est dû le *pseudo-mal de Pott*. La contracture fait saillir les vertèbres, l'hyperesthésie constitue la douleur ; si le malade a en même temps de la paralysie hystérique des membres inférieurs, l'illusion est complète. Aussi les erreurs de diagnostic sont-elles fréquentes, et sont quelquefois révélées, pour le plus grand bonheur du malade, quand cette manifestation disparaît ou est remplacé brusquement par une autre. Des cas de ce genre ont été signalés par Souques, Audry, Poncet, Pignet, Gendron et Brunet, Voisin, Grancher.

Nous allons retrouver encore la contracture comme cause de la *pseudo-scoliose* et de la *pseudo-cyphose*. Leur caractère est, comme pour la pseudo-coxalgie, d'apparaître brusquement, et de porter dès le début les déformations au maximum. Dans la scoliose, le coup de hache entre la dernière côte et l'ischion est très marqué. La plupart de ces enfants sont envoyés dans les services de chirurgie, où le diagnostic doit être rectifié. La malformation survient, d'habitude, plus ou moins longtemps après un traumatisme de la région : la douleur au point contusionné, dit Grancher, fait que l'enfant s'incline, de là contracture qui finit par s'installer et la déformation est constituée. La guérison, dans laquelle la suggestion joue un rôle, est la règle. Les récidives sont fréquentes. L'étude de cette déformation a été faite surtout par Grancher, Landois, Vic, Daret, Hallion et Mirallié.

2. Les affections de *l'appareil circulatoire* sont rarement simulés chez l'enfant par l'hystérie. La pseudo-syncope dont Pitres fait une variété de l'attaque d'hystérie, les troubles moteurs ou sensitifs pouvant simuler des lésions organiques ont été signalés par Redhon et par Isnart.

3. La simulation des affections de *l'appareil respiratoire* n'est pas plus fréquente. Deux affections ont pu cependant être simulées : la coqueluche par des quintes paroxystiques (Sydenham, Willis, Lasègue, Charcot, Chaumier), et la tuberculose pulmonaire, surtout lorsque la toux s'accompagne d'hémoptysie (Ollivier, Huchard), d'amaigrissement dû à l'anorexie. Glorieux, Lorentzen citent des cas de ce genre. Dans certains cas, l'erreur peut encore être facilitée par de la dyspnée hystérique (Charcot, Weir Mitchel), par des phénomènes douloureux dus à l'hyperesthésie des parois, et même (Fabre) par de la matité au sommet, de l'abolition du murmure, des râles et des frottements qui seraient dûs à des troubles vaso-moteurs d'origine hystérique.

4. Plus fréquemment on rencontrera dans le jeune

âge la simulation des maladies de l'*appareil digestif et de ses annexes.*

Sans nous arrêter à l'anorexie et au vomissement,
déjà signalés, non plus qu'aux hématémèses, à la
gastralgie, aux éructations, nous insisterons surtout
sur les faits de simulation.

La tympanite hystérique simulant la péritonite
localisée a été signalée chez un enfant de douze ans
(Faisans), chez une adolescente qu'on allait opérer
(Isnart), chez une fille de neuf ans chez laquelle
les accidents disparurent brusquement (Pitres).

La pneumatose localisée a pu, comme nous l'avons
déjà dit, simuler l'appendicite (Mac-Burney). D'autres
fois elle a simulé le kyste hydatique du foie (Potain);
nous avons publié l'observation d'une fille de onze
ans chez laquelle on avait diagnostiqué une affection hépatique ; nous découvrîmes, en l'examinant
qu'elle avait des céphalalgies, des zones d'hypéresthésie, la sensation de boule. Elle guérit par la valériane et l'hydrothérapie.

*Les pseudo-entérites et les pseudo-coliques abdo-
minales* ont été signalées. Raymond en a publié un
cas chez un garçon de douze ans ; la cause était la
masturbation.

La pseudo-péritonite localisée, ayant donné lieu
à des phénomènes graves et à une erreur de diagnostic, a été observée par nous chez un garçon de onze
ans et demi. Ce malade, soigné à la clinique infantile

de la Faculté de Toulouse, en 1898, avait, à la suite
d'un traumatisme, de l'hypéresthésie d'une partie de
la paroi abdominale, tellement marquée que l'into-
lérance de la péritonite était absolument simulée; il
fut rapidement guéri, alors que l'affection remontait
à plusieurs semaines.

5. L'histoire de la simulation des affections de
l'*appareil urinaire* se résume à quelques *névroses
du col* et à l'*incontinence d'urine*. Ce symptôme
a une pathogénie assez variée. Pendant longtemps
on en a fait, avec Trousseau, une forme de l'épilepsie
larvée. Depuis quelque temps, on est bien obligé
d'admettre que l'hystérie revendique là aussi sa
part, après les faits publiés par Ollivier, Burnet, Bichon, Cullere, Reyneau, Terrien, Barns. Quant au
trait d'union entre la cause et l'effet, il est plus difficile d'avoir une opinion : Pour Burnet, c'est une
hallucination ; pour Hénoch c'est une hypéresthésie
tandis que Johan Steiner croit à une anesthésie.

6. La *pseudo-méningite (méningisme de Dupré)*
simule d'une façon plus ou moins complète la méningite vraie. Les premiers cas en furent signalés en 1873
par Arnozan et par Saint-Ange. De très nombreux
travaux ont été publiés depuis, peut-être même a-t-
on abusé de ce terme, ce qui a amené les protesta-
tions de Gilles de la Tourette. Nous pensons que,
jusqu'à plus ample informé, le terme de méningisme
doit être conservé, mais en faisant les plus expresses

réserves sur les cas, qui deviennent plus fréquents de jour en jour, de méningites qui guérissent, par exemple la méningite grippale (Sevestre).

Bardol en a cité des cas dans sa thèse. De très nombreux faits ont été rapportés. Tous se ressemblent plus ou moins : les symptômes principaux (céphalalgie, constipation, vomissement, photophobie, attitude en chien de fusil, etc.) s'y retrouvent, groupés de telle façon quelquefois que l'erreur est presque inévitable, se présentant au contraire, dans d'autres cas, avec un désordre ou une inconstance qui donnent tout de suite l'éveil.

7. La thèse de Bardol (Paris 1893) est le travail le plus complet sur l'hystérie simulant les *affections cérébrales* chez l'enfant. Des faits de ce genre ont été signalés depuis. Nous indiquerons seulement ceux qui sont le mieux connus, laissant de côté les paralysies et contractures en général, les vomissements, la pseudo-épilepsie partielle, questions déjà traitées par nous dans des chapitres précédents. Il est bon d'observer en passant que les faits recueillis ne paraissent pas encore très nombreux

Un des plus anciens est rapporté par Bardol. Il s'agit d'un garçon de douze ans qui simule *l'hémiplégie spasmodique infantile* ; il avait déjà eu des crises convulsives ; il avait des zones d'anesthésie et d'hypéresthésie Le même auteur rapporte un cas analogue chez un enfant de trois ans.

Le *syndrome de Weber* (paralysie alterne du moteur oculaire commun d'un côté et des membres du côté opposé) n'a été signalé qu'une fois par Charcot, encore le sujet était-il âgé d'environ dix-huit ans. Le syndrome de Milliard-Gubler (paralysie croisée des membres et de la face) n'a pas été rencontré.

L'aphasie, assez rare aussi, a été cependant signalée : Guyot en a rapporté un cas chez une fille de quatre ans (émotion ; hémiplégie avec aphasie, deux attaques successives, guérison subite). Ringier a observé une fille de douze ans qui eut de la paraphasie, de l'agraphie et de l'alexie.

Les oculistes (A. G. Cipriani, Panas, Abadie et Dujardin-Beaumetz, Terson père) ont rapporté des cas *d'amaurose, d'amblyopie, de strabisme, de ptosis*, de nature hystérique chez l'enfant.

Bien que ces troubles ne soient pas très fréquents chez l'enfant, nous croyons devoir insister à cause des erreurs de diagnostic auxquelles ils peuvent donner lieu.

Depuis Charcot, on connaît bien cet ensemble de phénomènes qui frappent l'œil et ses annexes et que l'on a appelés l'œil hystérique. C'est lui qui a donné les deux lois qui président à ces manifestations : d'abord, leur début brusque et leur guérison certaine, puis, l'absence de troubles ophtalmoscopiques.

Nous retrouvons dans les troubles oculaires tous

les troubles de la sensibilité qui forment le cortège ordinaire de l'hystérie.

L'anesthésie de la cornée et de la conjonctive s'observe si fréquemment qu'on la considère comme un stigmate. Elle n'entraîne pour le patient aucune gêne, et, chez le jeune enfant surtout elle passe inaperçue : Pour la constater, il faut la rechercher.

L'anesthésie hystérique intéresse aussi les parties profondes de l'œil : la rétine est atteinte à des degrés divers, depuis l'obnubilation de la vue jusqu'à la cécité. Un symptôme qui relève de ces anesthésies, le rétrécissement du champ visuel, est si souvent observé que Charcot l'a regardé comme un signe pathognomonique de l'hystérie. Concentrique, irrégulier, il est accompagné d'hémianopsie, ou de modifications dans la disposition des couleurs.

L'amblyopie et l'amaurose hystériques, qui relèvent aussi de l'anesthésie rétinienne, ont été décrites par Briquet, étudiées ensuite par Galezowski dans sa thèse en 1865, et par M. Parinaud dans une communication à l'Académie de médecine de Bruxelles, présentée en 1886. Armaignac (de Bordeaux) en a observé un cas chez une jeune fille de 10 ans ; il l'a rapporté au Congrès d'ophtalmologie en 1887. Depuis, d'autres observations ont été rapportées par les auteurs. Pour notre part, nous avons signalé le cas intéressant-d'un enfant de huit ans, observé par le docteur Terson (de Toulouse). A la suite d'un traumatisme. il avait perdu la vue du côté où celui-ci avait porté : il fut subitement guéri, après un bain de pied. L'amblyopie ou l'amaurose hystériques peuvent être unilatérales ou bilatérales. Le plus souvent elles sont unilatérales et siègent du côté anesthésié s'il y a hémianesthésie, rarement elles sont croisées. M. Saint-Ange a fait remarquer à ce sujet, que lorsque l'amblyopie ou l'amaurose sont unilatérales le malade ne s'en plaint pas, nous ajouterons : surtout si c'est un enfant.

L'amblyopie, faisant exception à la règle qui préside au développement des manifestations oculaires de l'hystérie, ne se développe pas toujours avec cette brusquerie d'apparition dont parle Charcot, sauf dans les cas où elle est consécutive à un traumatisme. Parfois elle est tenace, au point de persister durant des mois, des années comme dans le cas d'Armaignac. L'anesthésie n'est pas ordinairement localisée à la rétine, seulement il y a une superposition de troubles, comme dans toutes les manifestations oculaires de l'hystérie, qui est un puissant auxiliaire pour établir le diagnostic. On constate, par exemple, fréquemment avec l'anesthésie rétinienne l'absence du réflexe oculo-palpébral. Un signe important, c'est que, quelqu'en soit le degré, elle ne s'accompagne jamais d'héméralopie, et, comme l'a fait remarquer M. Parinaud, la vision est même meilleure aux éclairages affaiblis. Dans le cas où des doutes subsisteraient, l'examen ophtalmoscopique les lèveraient en permettant de constater l'intégrité de l'œil.

L'hyperesthésie de la rétine donne lieu à une photophie plus ou moins intense, qui offre ce caractère d'extrême variabilité que nous avons signalé pour toutes les manifestations de l'hystérie, et qui peut faire commettre des erreurs de diagnostic dans les cas de méningisme infantile hystérique.

Les douleurs névralgiformes de l'œil. désignées par Fauster, sous le nom de *Kopioica hystérica*, fournissent un syndrome qui se rapproche tellement de la migraine ophtalmique hystérique de Babinski que nous ne saurions les séparer. Ce syndrome a été rarement signalé chez l'enfant. Cependant Thomas l'étudie dans un article de la *Revue médicale de la Suisse Romande*. Il est caractérisé par des douleurs lancinantes dans l'œil accompagnées de scintillements. Ces douleurs, d'après Rouffinet, disparaissent la nuit, pendant le repos.

Les muscles intrinsèques de la vision, ne sont pas épargnés par les spasmes et contractures de l'hystérie. Le myosis et la mydriase hystériques sont cependant assez rares. La mydriase ne survient guère qu'à la suite d'une crise convulsive et n'est que passagère. Qu'il y ait mydriase ou myosis, les pupilles réagissent à l'accomodation. Le spasme ou la contracture des muscles de Brucke, qui ont été décrits par Parinaud amènent la polyopie monoculaire et la micromégalopsie des hystériques. Dans la thèse de Pansier, on trouve l'observation d'une jeune fille de treize ans qui fut atteinte de diplopie hystérique.

Nous signalerons au passage. un phénomène que l'on constate fréquemment avec les précédents symptômes. c'est la dyschromatopsie. Le trouble de la perception des couleurs peut aller jusqu'à la perte de la vision du blanc, l'achromatopsie, les objets prenant aux yeux des patients un aspect gris sale.

Dans ce cas, on le sait, la première couleur perdue par l'hystérique est le violet, la notion du rouge persistant souvent, alors que toutes les autres couleurs cessent d'être perçues. Ce phénomène a été désigné par Hilbert sous le nom d'érythropsie. Il est assez difficile de rechercher la dyschromatopsie chez l'enfant jeune, qui n'a que de vagues notions sur les couleurs. Ce symptôme comme bien des symptômes hystériques, peut disparaître ou se modifier du jour au lendemain.

Les troubles hystériques des parties extrinsèques de la vision ont été décrits par Borel, Landault et Gilles de la Tourette.

Sur le muscle orbiculaire des paupières, les manifestations de la névrose donnent lieu à des symptômes divers, allant de la crise de clignements au blépharospasme. La paralysie hystérique du releveur de la paupière entraîne le pseudo-ptosis paralytique, décrit par Parinaud. La difficulté du diagnostic de ce ptosis d'avec celui des ophtalmoplégies d'origines centrales, sera grande, il est aisé de le concevoir, surtout s'il coïncide avec quelques autres troubles oculaires hystériques. M. Saint-Ange a signalé un fait de ce genre ou le ptosis était accompagné d'amaurose et de myosis. Une observation de la thèse de Peugniez rapporte le cas d'un enfant de treize ans qui présenta en 1881 de la blépharoptose, du strabisme, de l'amblyopie, en même temps qu'une chute de la paupière gauche. Le même enfant, eut un an plus tard, un blépharospasme douloureux avec de la photophobie ; ces symptômes étaient accompagnés de rétrécissement du champ visuel. Le docteur Kalt, cité par Bardol, a observé une jeune fille de dix ans, atteinte de ptosis paralytique accompagné de photophobie.

Sous le nom de strabisme hystérique, Landouzy signala le premier, les paralysies et les contractures des muscles moteurs de l'œil. MM. Parinaud, de Lapersonne, Rouffinet en ont décrit depuis tous les caractères. Steiner qui considère le blépharospasme comme fréquent chez l'enfant regarde, chez lui, le strabisme hystérique de même que le ptosis, comme une rareté. C'est vers l'âge de 13 à 14 ans, d'après M. de Lapersonne, que ce syndrome s'observerait le plus fréquemment ; il

débute brusquement, souvent à la suite d'un traumatisme, paralytique d'abord, il ne tarde pas à se
transformer en une contracture. Celle-ci prédomi-
nerait même, de l'avis de M. de Lapersonne. Ce strabisme hystérique s'accompagne d'une diplopie qui
offre cette particularité d'être intermittente et variable d'intensité.

Un symptôme que nous devons signaler bien qu'il
soit très rarement observé dans l'hystérie infantile,
c'est le nystagmus. Ce nystagmus hystérique est
mixte, égal à l'état de fixation ou de non fixation, il
ne s'accélère pas par le mouvement de l'œil, il n'est
pas accompagné, enfin, de troubles de réfraction,
autant de caractères qui le différencieront du nystagmus organique. On retiendra pour le pronostic
que ce symptôme ne disparaît à peu près jamais
complètement.

8. Les *affections de la moelle* ont été aussi quelquefois simulées par l'hystérie juvénile. On trouvera dans la thèse de Souques des cas de simulation
de la paralysie spinale et du tabes spasmodique.
Paralysie et contracture sont, on le comprend, des
méfaits assez ordinaires de l'hystérie infantile,
aussi n'est-il pas étonnant de rencontrer des simulations de ce genre.

9. La névrose hystérie peut simuler d'autres *névroses*: Il en est deux qui méritent une citation spéciale, car leur diagnostic pathogénique sera de pre-

mière importance pour le traitement : les terreurs nocturnes et l'épilepsie.

Les terreurs nocturnes d'origine hystérique ressemblent à celles qui ont une autre origine ; nous ne nous y arrêterons pas. L'attaque, avec prédominance de la phase convulsive, peut très bien simuler l'épilepsie.

10. Enfin il n'est pas jusqu'à certaines *maladies générales* qui n'aient été simulées par l'hystérie infantile.

La fièvre hystérique a été signalée par divers auteurs ; elle aurait même affecté la forme franchement intermittente chez un enfant de quatre ans (Marmisse), et la forme typhoïde (Fabre).

Grancher a rapporté le cas d'un enfant de sept mois et celui d'une fillette de six ans, chez lesquels des contractures avaient amené des déformations localisées de la colonne vertébrale, qui en avaient imposé pour du rachitisme. L'autopsie, dans un cas, des signes non douteux d'hystérie et la guérison, dans l'autre, démontrèrent l'erreur.

Le diabète hydrurique a été aussi simulé. Terrien en a rapporté des observations chez des enfants très jeunes au *Congrès de Toulouse* (1897).

CHAPITRE III

ASSOCIATIONS HYSTÉRIQUES

§ 1. *Associations avec des lésions organiques.* —
§ 2. *Association avec des névroses.*

§ 1. — *Associations avec des lésions organiques.*

Le jeune hystérique n'est pas plus à l'abri d'une
affection organique, qu'un enfant atteint d'une lésion
matérielle ne l'est de l'hystérie. Rien ne s'oppose à
la connexion, il semble au contraire qu'une affection
organique augmente l'intensité ou amène l'éclosion
des accidents hystériques. Aussi convient-il, devant
un enfant qui présente des symptômes douteux, de
ne pas nier l'hystérie si on a établi l'existence d'une
affection organique, ou de ne pas repousser l'idée
d'une lésion organique, si l'hystérie est évidente.
L'une et l'autre affection peuvent se superposer, se
mêler plus ou moins intimement, et on ne résoudra
le problème qu'en faisant la part de chacune.

Les travaux sur cette question d'association d'hystérie et de maladies organiques sont peu nombreux

et succints ; peut-être parce que les cliniciens n'ont pas assez souvent songé à cette hypothèse possible et qu'ils ont méconnus l'une ou l'autre affection.

Charcot, en 1862, signala la première association d'hystérie et d'affection organique. Depuis, Janot, (de Toulouse), Cenas (de Lyon), Grasset, Babinski, Dreyfus-Brissac et leurs élèves se sont occupés de la question ; mais aucun au point de vue spécial où nous nous plaçons.

Toutes les maladies de l'enfant peuvent s'associer avec l'hystérie. Il serait long et inutile d'énumérer toutes les superpositions de phénomènes qui peuvent se produire, il suffit de savoir que le fait est possible pour les concevoir. Nous signalerons toutefois les associations qui se sont présentées à notre connaissance.

Dans les affections chirurgicales, ce sont les arthrites, la coxalgie, le mal de Pott qui se sont associés avec l'hystérie ; des phénomènes sensitifs viennent se joindre aux phénomènes propres à l'affection, en les exagérant.

Dans les affections pulmonaires, c'est la tuberculose qui s'associe souvent avec la névrose. Hoffman Pidoux, Grasset ont signalé ces associations. Ce dernier considère, d'ailleurs, l'hystérie comme faisant partie de la tuberculose. On voit, de suite, l'importance que peuvent prendre certains symptômes de l'affection, si l'hystérie vient se joindre à eux. Certains auteurs (Gibotteau et Glincanu, dans leurs thèses, la première de 1894, la seconde de 1896), ont dit, au sujet de cette association, que l'hystérie a une influence salutaire sur la marche de la tuberculose. Nous nous demandons si le fait est bien exact, et si seulement des phénomènes qui paraissaient graves ne l'ont pas été, parce qu'ils étaient exagérés ou produits par l'hystérie. On comprendra toute notre pensée, quand on se souviendra que nous avons vu l'hystérie seule faire songer à des phénomènes graves, de tuberculose pulmonaire.

Nous signalerons, comme fréquente, l'association de l'hystérie et du rétrécissement mitral, sans y insister, puisque l'auscultation permettra de reconnaître la lésion organique, dont il sera facile de faire la part.

Dans le cours des maladies infectieuses de l'enfant ou de l'adolescent, la fièvre typhoïde, le rhumatisme articulaire entre autres, on pourra, aussi, constater l'association avec l'hystérie. Le diagnostic sera rendu obscur par ce fait et le pronostic pourra être faussé. Des phénomènes sensitifs ou moteurs donneront à penser à des complications cérébrales graves, alors qu'il ne s'agira que de manifestations hystériques peu importantes.

Dans la fièvre typhoïde, particulièrement, des phénomènes violents et tumultueux, des convulsions qui alternent avec un état demi-comateux, offrant

6

toutes les apparences de l'ataxie, ne seront bien souvent, chez les hystériques, que des troubles dus à la névrose greffée sur la dothiénentérie.

Nous en trouvons un exemple caractéristique, dans le cas rapporté par M. Verny, en 1899, dans l'*Écho médical du Nord*. Un enfant de cinq ans et demi, présentait tous les signes classiques d'une fièvre typhoïde, lorsque dans le second septenaire apparurent des crises convulsives, des contractures d'un membre, de la dilatation pupillaire, et, bientôt tous les symptômes d'une méningite. Il ne s'agissait pas cependant d'une complication grave du côté du système nerveux central ; le méningisme venait seulement de faire une bruyante apparition dans le cours de la dothiénentérie. En quelques jours, tous les phénomènes concomitants s'amendèrent.

Furet, dans sa thèse, rapporte une observation à peu près semblable. Il s'agissait d'une jeune fille atteinte de fièvre typhoïde, chez laquelle on observa une hyperesthésie de la peau, la raie méningitique et pour qui on pensa a une complication grave du côté des centres nerveux. Huchard qui soignait la malade songea cependant à l'hystérie, devant le contraste qui existait entre les symptômes nerveux et la bénignité d'allure de la maladie.

C'est en effet, la disproportion qui existe entre les phénomènes nerveux et la fièvre, en même temps que leur précocité qui permettront de déterminer l'origine et l'importance des accidents nerveux surajoutés.

Enfin les affections nerveuses organiques s'associent souvent avec l'hystérie infantile. Bruns signale une sclérose multiple associée avec une hémianesthésie hystérique, une paralysie infantile cérébrale associée avec une névralgie hystérique des articulations, et une syringomyélie associée avec une anesthésie hystérique dont la nature fut révélée par le transfert. Charcot, dans une leçon du mardi, rapporte un autre cas d'association d'hystérie et de paralysie infantile. Dans la thèse de Rueda, inspirée par Babinski, se trouve relatée une observation d'un enfant de cinq ans qui présenta une monoparésie droite avec exagération des réflexes de ce côté liée à une hémiplégie cérébrale infantile ; celle-ci était accompagnée de crises hystériques, avec arc de cercle, qui furent guéries par la suggestion.

Toutes ces associations d'hystérie et d'affections organiques se présentent sous deux aspects différents. Tantôt c'est l'hystérie qui occupe le premier plan, et il faut rechercher l'affection organique ; si elle passe inaperçue elle peut donner lieu à des surprises déconcertantes. Nous avons eu connaissance d'un fait de ce genre : il s'agissait d'une jeune fille, atteinte de coxalgie et pour laquelle on porta le diagnostic de pseudo-coxalgie hystérique, que plusieurs examens consécutifs ne firent que consolider, on la traitait comme hystérique depuis plusieurs mois lorsque l'apparition d'un abcès vint révéler l'existence d'une lésion organique concomittante qu'avaient méconnu plusieurs cliniciens, pourtant réputés.

Tantôt, au contraire, l'affection organique prédomine, comme dans le cas, cité par Furet, et que nous avons rapporté plus haut ; l'hystérie n'intervient alors que pour imprimer une marche singulière à l'affection qui peut déconcerter le médecin et l'induire à une erreur de pronostic.

Il est difficile dans ces cas d'association de faire la part des deux affections ; cependant la dissociation a, on le conçoit, une importance considérable pour le pronostic. Des accidents, graves en apparence, seront sans importance, si l'on discerne leur nature hystérique ; des troubles, au contraire, qui, attribués à la névrose seraient considérés comme bénins. doivent être regardés comme sérieux, si on leur reconnaît une origine organique.

Aussi, quand on observera chez un enfant hystérique, des accidents qui pourraient faire songer à une affection organique, on devra les serrer de près et établir aussi nettement que possible, leur véritable cause ; de même, quand au cours d'une affection organique, on verra survenir des troubles nerveux peu en rapport avec cette affection, on recherchera l'hystérie.

§ 2 — *Association avec des névroses*

Ce que nous venons de dire pour les associations de l'hystérie infantile avec les affections organiques, s'applique aux associations avec les autres névroses, avec cette seule différence que ce sont deux névroses qui s'ajoutent et se compliquent. Les cas sont loin d'être rares, car les névroses semblent avoir une prédilection pour coexister.

C'est d'abord avec l'épilepsie que l'hystérie s'associera, créant un assemblage bizarre où il sera difficile de démêler les manifestations propres à chacune des deux affections.

On peut, avec Olier, diviser ces cas d'hystérie et d'épilepsie associées en trois groupes ; dans le premier, on rangera les cas ou l'épilepsie a été la première manifestation, les deux névroses étant séparées ; dans le second, entreront les cas ou l'hystérie a précédé l'épilepsie, les manifestations étant encore distinctes. Dans le troisième groupe, enfin, il conviendra de ranger les cas ou les deux névroses sont concomittantes et combinées.

Quand les accidents des deux névroses sont distincts il est aisé de faire la part de chacune d'elles ; pour nous, nous avons vu des cas de ce genre ou la distinction a été établie assez facilement, mais lorsque les symptômes sont combinés il devient difficile

6.

de les distinguer, ce n'est guère alors que par la façon dont ils se comporteront vis-à-vis du traitement
qu'ils pourront renseigner le médecin ; on verra les
accidents dus à l'épilepsie persister, tandis que
ceux d'origine hystérique se modifieront, guériront
même complètement.

Souvent encore l'hystérie infantile s'associera
avec la chorée, le fait a été surtout mis en vue par
Babinski, et Joffroy a communiqué à la Société médicale des hôpitaux l'observation d'une jeune fille
atteinte d'hémianesthésie et d'ovaralgie hystériques
chez laquelle se développa une chorée de Sydenham
qui, accompagnée d'abord de tachychardie, se com-
pliqua d'une péricardite. Cette chorée céda la place
à une chorée rythmique que l'auteur attribue à la
contagion.

On pourrait adopter pour la chorée la même di-
vision que pour l'épilepsie. Mais ici il sera plus
difficile de faire la part des deux névroses.

La chorée hystérique et la chorée de Sydenham
ont trop d'affinités pour qu'il soit aisé d'affirmer
l'origine des symptômes. Bien des auteurs pensent
même que l'on doit considérer comme d'origine
hystérique toute chorée survenue chez un hystérique.

Toutefois, ce n'est guère que la marche de l'affection qui pourra permettre de faire la part de chacune des névroses.

La neurasthénie peut aussi s'associer à l'hystérie infantile comme nous le verrons en traitant du diagnostic.

CHAPITRE IV

SIMULATION DE L'HYSTÉRIE INFANTILE PAR LES AFFECTIONS ORGANIQUES

Si les manifestations de l'hystérie infantile peuvent simuler, comme nous l'avons vu, la symptomatologie d'un grand nombre d'affections organiques, il est facile de concevoir que le phénomène inverse peut se produire. Bruns, de Hanovre, considère dans son rapport que ce genre d'erreurs doit se présenter fréquemment chez l'enfant. Cela s'explique si l'on songe que l'hystérie de l'enfant se présente souvent sous la forme monosymptomatique et qu'il est facile, alors, de se tromper sur la cause du seul symptôme observé. Nous n'avons pas trouvé de cas d'erreur de ce genre dans les observations d'hystérie infantile, bien qu'il doive s'en être présenté fort probablement. Cette cause d'erreur paraît, d'ailleurs, avoir été peu signalée ; à part les quelques mots du rapport de Bruns, nous n'avons à notre connaissance que les travaux de Thomas Buzzard. (Son premier travail fut présenté à la Société neurologique de Londres en 1890). Ces travaux ne sont pas spéciaux à l'enfance ; ils nous in-téressent cependant, puisque, comme il le fait ob-server, les cas sont plus particulièrement fréquents autour de la puberté.

Ce sont, évidemment, les lésions organiques du système nerveux qui prêteront le plus à l'erreur. Parmi celles-ci Buzzard cite avec raison, comme celles dont il faudra le plus se méfier, les scléroses disséminées des divers étages médullaires.

QUATRIÈME PARTIE

Diagnostic

CHAPITRE PREMIER

DIAGNOSTIC GÉNÉRAL

Lorsqu'une manifestation pathologique, se produisant chez l'enfant, éveille l'attention du côté de l'hystérie, trois questions se posent : le sujet est-il hystérique ? La manifestation a-t-elle l'allure des manifestations hystériques ? N'est-il pas possible que ce soit autre chose ?

Pour répondre à la dernière question, nous reprendrons, dans le chapitre suivant, les unes après les autres, toutes les manifestations décrites, en indiquant les moyens de ne pas se laisser tromper ; mais nous pouvons donner dès à présent des indications pour répondre aux deux premières.

Et tout d'abord peut-on reconnaître d'emblée qu'un enfant est hystérique ? Malheureusement l'hystérie infantile, nous le répétons encore une fois, est très souvent monosymptomatique, et il sera impossible de trouver un stigmate quelconque. Il faudra cependant les rechercher ; on sera quelquefois assez heureux pour retrouver ceux qui existent chez l'adulte : zones hystérogènes et frénatrices, zones d'anesthésie (difficiles à constater, le malade ne donnant pas d'indications), et d'hyperesthésie, rétrécissement du champ visuel (difficiles à constater chez les enfants indociles), formule urinaire (dont la valeur a été contestée par Sténon et Poels), action de la suggestion, crises bien nettes, sensation de boule. Inutile d'insister sur l'importance de la connaissance de l'hérédité.

Quand ces stigmates existent, ils sont précieux, mais il faut se garder de bien y compter chez l'enfant. Il faudra donc se rabattre ailleurs et faire des recherches du côté du caractère, si l'âge de l'enfant le permet. Son attitude et sa manière d'être à l'école fourniront des renseignements précieux : l'enfant est-il intelligent, léger, apprend-il vite et désapprend-il aussi vite ? En un mot présente-t-il les faits que nous avons décrits sous le nom de caractère hystérique ? C'est dans ce genre d'investigation que nous serons bien secondés par la découverte de ces petits signes que nous avons décrit sous le nom d'hystérie fruste, d'hystérie à l'état naissant (céphalées, points douloureux du thorax ou de l'abdomen,

facilité pour pleurer ou pour rire, petits étouffe-
ments, toux rauque d'expirations, crises de hoquet,
etc.). Si on ne trouve rien dans ce sens il faudra
surveiller et attendre les effets du traitement (échec
du bromure, réussite de la suggestion, de l'isolement et de l'hydrothérapie appliquée selon l'âge).

Pour répondre à la seconde question : la manifestation a-t-elle l'aspect hystérique ? il faudra
s'informer du mode d'apparition : on trouvera alors
souvent un début brusque, à la suite d'un traumatisme, ou d'une émotion morale vive, ou par
contagion. Une disparition brusque aura la même
valeur, surtout si on n'en est pas à la première
atteinte. On recherchera aussi la bizarrerie et l'irrégularité des symptômes ou l'absence de certains
symptômes importants. Voici par exemple un
enfant pris de céphalalgie, constipation, vomissement ; on pensera à la méningite Mais on sera
frappé de voir qu'avec une céphalalgie intense, il
n'y a pas la moindre photophobie ; en cherchant, on
apprendra que l'enfant à reçu récemment un léger
traumatisme de la tête, et on trouvera sur le cuir
chevelu une zone d'hyperesthésie très marquée et
très nettement limitée à un point où le traumatisme
n'a certainement pas porté : on pensera plutôt au
méningisme hystérique.

Il est bien certain qu'on tirera aussi grand avan-
tage de la découverte d'accidents concomittants

nettement hystériques. De même lorsqu'on pourra obtenir un résultat négatif au point de vue de certains organes, soupçonnés atteints, notamment de l'œil dont l'examen est facile.

Au point de vue du diagnostic général de l'hystérie, M. Vigouroux a signalé comme un bon signe, l'augmentation de la résistance électrique, fait auquel Charcot accordait une grande importance.

Il faudra aussi tenir grand compte des associations hystéro-organiques et inversement des lésions organiques simulant l'hystérie.

CHAPITRE II

DIAGNOSTIC DE CHAQUE MANIFESTATION

§ I. — Diagnostic des formes convulsives : *1. Attaque. — 2. Chorées. — 3. Pseudo-épilepsie partielle. — 4. Spasmes localisés (œsophagisme, hoquet, boule, vomissement, reniflement, reniflement, toux, begaiement, tic, tetanie, fausses tumeurs). — 5. Contractures. — 6. Tremblements. — 7. Athétose.*

§ II. — Diagnostic des formes non convulsives : *1. Paralysies (astasie-abasie). — 2. Troubles trophiques, circulatoires, digestifs (atrophie musculaire, urticaire, tumeurs fantômes, œdèmes, taches, gangrène. — Hémoptysies, troubles cardiaques. — Anorexie, vomissement, diarrhée). — 3. Sommnambulisme. — 4. Troubles psychiques. — 5. Anesthésies et hyperesthésies. — 6. Mutisme et surdité.*

§ III. — Diagnostic des formes simulant des affections organiques, particulièrement celles qui sont spéciales a l'enfance : *1. Affections chirurgicales (pseudo-arthrite, pseudo-coxalgie, torticolis, pseudo-scoliose, pseudo-cyphose). — 2. Affections de l'appareil circulatoire. — 3. Affections de l'appareil respiratoire (coqueluche, tuberculose). — 4. Affections de l'appareil digestif et de ses annexes (péritonite, appendicite, kystes hydatiques du foie, entérite, coliques abdominales). — 5. Affections de l'appareil urinaire (névroses du col, incontinence d'urine). — 6. Pseudo-*

méningite (méningisme). — 7. *Affections cérébrales (hémiplégie spasmodique infantile, syndrome de Weber, Aphasie, troubles oculaires).* — 8. *Maladies de la moelle.* — 9. *Névroses (terreurs nocturnes, epilepsie, irritation cérébrale, neurasthénie).* — 10. *Maladies générales.*

Disons une fois pour toutes que les deux questions précédentes doivent être résolues d'abord autant que possible pour tous les cas qui vont suivre.

§ 1. — *Diagnostic des formes convulsives.*

1. — *L'attaque convulsive*, quand elle est bien nette, ne laisse aucun doute. Malheureusement les formes variées ou incomplètes de l'hystérie, comme de l'épilepsie, étant très fréquentes chez l'enfant, le médecin sera très souvent embarrassé pour répondre aux questions, cependant pressantes, des parents.

Le problème est souvent difficile à résoudre, et presque toujours, on sera obligé de chercher ses renseignements en dehors de l'attaque elle-même. En présence d'une crise convulsive chez l'enfant, il faudra souvent savoir attendre un nouveau fait ou le résultat du traitement, avant de se prononcer. Il existe cependant certains signes qui, sans avoir grande valeur, peuvent fournir d'utiles renseignements, par leur groupement soit entre eux soit avec d'autres symptômes.

Nous allons tâcher de grouper ces signes, sous forme de tableau, selon qu'ils se rattachent à l'hystérie, à l'épilepsie, au nervosisme (Convulsions essentielles de R. Simon), à une cause extérieure ou non au système nerveux, mais en tenant bien compte que ces causes extérieures ne peuvent évoluer que sur un terrain nerveux, qui pourra devenir facilement plus tard hystérique ou épileptique :

a) *Convulsion hystérique* : Le jour ou l'après-midi ou le soir. Le malade sent venir son attaque. Pas de cri au début. Cris dans la deuxième période. Pas de morsure de la langue ; pas de défécation ni de miction involontaires. La connaissance commence à revenir avec la deuxième période, dite des grands mouvements. Attitudes passionnelles représentatives d'un rêve. La crise dure environ une demi-heure, et après la crise le malade revient immédiament à la santé. Abaissement du taux de l'urée, des chlorures, des sulfates, des phosphates, avec inversion de ces derniers. Dans l'état de mal, pas d'élévation de température.

b) *Convulsion épileptique* : survient la nuit ; chute subite : cri initial. Morsure de la langue et émission involontaire d'urine et de matières fécales. Perte de connaissance absolue pendant la durée de l'attaque. Rien qui ressemble aux attitudes passionnelles. La crise dure de cinq à dix minutes, et après la crise le malade reste un certain temps abruti, signes contraires de l'hystérie en ce qui concerne les urines et la température.

c) Convulsion du nervosisme : Les crises n'ont rien de spécial, mais se rapprochent cependant plus tôt de celles de l'épilepsie. Aucun des renseignements indiqués ci-dessus n'a de valeur suffisante pour être utilisé. Le malade pourra être très jeune, tandis que les autres névroses sont rares chez les nourrissons. Il faudra rechercher les symptômes prémonitoires des maladies aiguës qui peuvent être la cause des convulsions, soit que cette maladie atteigne les centres nerveux (méningite), soit qu'elle ait son siège dans tout autre organe, soit qu'elle attaque tout l'organisme (infections générales). Dans des cas très rares, les vers intestinaux pourront produire la crise, qui pourra être provoquée aussi par une excitation réflexe (corps étrangers de l'intestin, du pharynx, de l'oreille, contusion ou compression du testicule, etc.)

Lorsque les recherches seront restées vaines, il faudra comme nous l'avons dit, savoir attendre, mais ne pas perdre de vue que des crises convulsives fréquentes indiquent une nature de terrain qu'il sera bon, dans tous les cas, de modifier.

2. — Nous n'insisterons pas sur le diagnostic des *chorées* ; nous avons vu qu'elles rentrent presque toujours dans l'hystérie.

3. — La crise de *pseudo-épilepsie partielle*, n'a

rien de spécial. Ballet et Crespin disent que dans l'hystérie il n'y a pas de déchéance cérébrale en raison directe du nombre des attaques. Des points hystérogènes firent faire le diagnostic pour les malades de Charcot (in thèse de Bardol), et celui d'E. Noguès.

4. Les *spasmes localisés* (hoquet, renaclement, reniflement, toux, bégaiement, tétanie, tic, fausses tumeurs) peuvent, ou éveiller l'attention dès le début, ou se présenter avec un aspect absolument trompeur.

Le *hoquet*, le *renaclement*, le *reniflement*, le *bégaiement* ne présentent rien de spécial ; il sera bon cependant, en présence du hoquet, de rechercher les autres causes qui peuvent produire ce phénomène.

Le *tic post-choréique* sera facilement reconnu par les antécédents. Quant aux petits tics signalés par Pitres, les moyens ordinaires obtiendront la guérison ; tandis que les grands tics sont incurables.

La *toux hystérique*, avec son timbre rauque et sa qualité d'être une toux d'expiration, est facilement diagnostiquée dans les cas types. Dans les cas difficiles, il faudra avoir recours à l'auscultation ou à l'examen laryngoscopique, dont les résultats seront négatifs. On redoublera d'attention si le malade a des antécédents tuberculeux et présente des hémoptysies, ou de ces signes locaux que nous avons signalés aux troubles trophiques.

La *fausse coqueluche* semble ne se manifester que le jour.

Le diagnostic de ces accidents est ordinairement facile ; cependant on est quelquefois obligé de se contenter de l'absence des signes stéthoscopiques (Moscowitz).

La *tétanie* hystérique est de date relativement récente, aussi n'a-t-on pas de renseignements précis ; il faudra d'abord rechercher sa cause dans une infection, particulièrement d'origine intestinale, et s'assurer du bon état de la glande thyroïde et de son bon fonctionnement. De plus dans la tétanie hystérique, les accès seraient moins francs : il n'y aurait pas d'augmentation de l'excitabilité électrique ; il y a souvent généralisation (diathèse des contractures) ; enfin il n'y aurait pas le signe de Trousseau. (Thèse de Dufour (René) juin 1892. Rémond (de Metz). *Gaz. des hôp.* 14 nov. 1891). Zaldivar et Gilles de la Tourette pensent que la tétanie est toujours hystérique au moins en France et que le diagnostic est alors inutile.

Quant aux *fausses tumeurs abdominales*, leur fréquence relative doit tenir le chirurgien en éveil. Leur intermittence, quand elle existe, constitue un bon signe. Le chloroforme, en résolvant le spasme, fait disparaître la tumeur.

5. — Les *contractures* peuvent, ou bien simuler une affection déterminée (nous y reviendrons plus loin), ou ne pas avoir de caractère spécial. Dans le dernier cas, il sera bien rare qu'on ne soit pas renseigné par la brusquerie du début. Cependant, dans les cas difficiles, il y aura lieu de rechercher attentivement l'état des jointures et au besoin d'en prendre une radiographie. La cessation sous le chloroforme constitue un bon signe. Enfin l'examen électrique donne les résultats suivants : dans la contracture hystérique, on constate une amélioration passagère ou durable sous l'influence du bain statique avec souffle, et si la guérison a lieu après quelques séances d'électrisation statique, on peut conclure à une contracture hystérique, fait important dans la simulation de certaines lésions cérébrales par l'hystérie infantile.

6. — Le *tremblement* hystérique, peu fréquent chez l'enfant, est polymorphe (Dutil). Mais s'il est rare, les autres affections à tremblements sont encore plus rares chez l'enfant. Il faut cependant faire une exception pour la sclérose en plaques qui serait relativement fréquente. Le professeur Raymond en a récemment rapporté un cas, venant du service du professeur Hutinel, relatif à un garçon de six ans, et rappelle les cas très nombreux des auteurs. Rendu en a rapporté un cas en 1894, Stieglitz en a rapporté trois en 1898. Nissen en a cité un en 1897.

7.

Les faits qui pourront faire attribuer le tremblement à la sclérose en plaques seront les suivants : concomittance de la contracture des membres inférieurs, exagération des réflexes, parole scandée, tremblement intentionnel.

7. — *L'athétose* ne se rencontre guère qu'avec la pseudo hémiplégie spasmodique infantile. Nous y reviendrons en traitant du diagnostic de cette affection.

§ 2. — *Diagnostic des formes non convulsives*

1. — Nous dirons des *paralysies* comme des contractures, que leur diagnostic est surtout important dans les formes simulatrices d'une affection déterminée.

Dans la forme *astasie-abasie*, le diagnostic sera facilement fait si on constate que le malade, couché sur le dos, peut remuer les jambes, tandis qu'il ne peut ni se tenir debout, ni marcher.

Dans certains cas, il y aura lieu de rechercher les autres causes de paralysies vraies ou simulées (pseudo-paralysie hérédo-syphilitique de Parrot, névrites infectieuses, etc.).

La plupart des auteurs admettent que la réaction de dégénérescence n'existe jamais dans les paralysies hystériques. Si on la rencontre, il faut soupçonner l'association d'une névrite ou d'une lésion centrale. Dans tous les cas, les réactions électriques sont normales, fait capital qui classe à part les paralysies hystériques.

2. — Les *troubles trophiques* font commettre d'assez fréquentes erreurs de diagnostic. Beaucoup d'entre eux, en effet, l'urticaire par exemple, n'ont aucun caractère spécial qui permette de distinguer immédiatement leur nature.

L'atrophie musculaire, lorsqu'elle s'associe à certaines paralysies ou contractures, peut très bien en imposer pour une affection cérébrale ou médullaire de l'enfance. On a donc cherché depuis longtemps à lui trouver des caractères spéciaux : malheureusement les auteurs ne sont pas d'accord sur ce point : Gilles de la Tourette, Dutil et Pitres admettent la possibilité de la réaction de dégénérescence, qui n'est pas acceptée par Destarac. Voici ses caractères d'après Babinski : Pas de secousses fibrillaires, existence d'excitabilité idio-musculaire, pas de réaction de dégénérescence, mais diminution de la contractilité électrique en proportion de l'atrophie, évolution rapide et rétrocession dès que la motilité revient.

Nous avons indiqué la valeur du chloroforme dans l'examen des *tumeurs fantômes* dues à des contractures. Cet agent n'aura pas d'utilité lorsque cette manifestation sera due à des troubles trophiques, et il faudra alors chercher des raisons qui pourraient faire éliminer le diagnostic de l'affection simulée, et avoir recours au diagnostic général, à moins que quelque symptôme spécial (irritabilité, brusquerie de l'apparition, sans explications organiques, etc.) ne se présente fort à propos.

Nous en dirons autant des *œdèmes*, des *taches de la peau*, des *gangrènes*, et surtout de *l'urticaire*. Ces manifestations n'empruntent, en tant que signes physiques, rien de spécial à l'hystérie. Il y a cependant certains œdèmes qui sont particulièrement trompeurs tels ces œdèmes rouges qui siègent autour d'une articulation ayant aussi de l'hyperesthésie et simulent l'arthrite rhumatismale, tels aussi ces œdèmes longitudinaux siégeant sur le trajet d'un os et simulant l'ostéite (Terrien). Les erreurs sont faciles et le chirurgien devra, lorsqu'il aura des doutes en présence d'un cas de ce genre, faire ou faire faire un diagnostic médical.

Les *troubles circulatoires* sont beaucoup moins trompeurs que les autres, d'abord parce que les troubles organiques sont rares à cet âge, et, quand ils existent, l'auscultation et les anamnestiques (rhumatisme, infections) rendront de grands services. Il ne faut pas oublier cependant que les intermittences cardiaques, chez l'enfant, sont dues souvent à des causes extrinsèques (nervosisme, dilatation de l'estomac, etc.) Comby a insisté sur ce point dans son rapport au Congrès de Moscou. Les souffles inorganiques eux-mêmes sont fréquents dans la première enfance (Weill).

Les *hémorrhagies* et *l'angine de poitrine* hystériques sont très rares chez l'enfant, et leur diagnostic
sera fait par le résultat négatif de l'examen des
organes.

Parmi les *troubles digestifs* il en est de très rares
qui simulent l'iléus, l'appendicite, l'ulcère rond. Ces
exceptions trompeuses peuvent induire en erreur si
on n'est pas prévenu et si on ne cherche pas ailleurs.
L'anorexie et le vomissement sont plus facilement
reconnus.

L'anorexie des jeunes adolescentes est assez fréquente et assez significative en elle-même pour que
le médecin ne se laisse pas tromper. Il faudra, au
contraire, souvent se méfier des anorexies simulées
et faire surveiller le malade pour qu'il ne mange pas
en cachette, ou qu'il ne prenne pas des médicaments
qui puissent lui couper l'appétit.

Le *vomissement* hystérique éveillera l'attention par
sa fréquence et sa résistance aux traitements ordinaires. Nous avons vu plusieurs fois des enfants
traités sans résultat, pour des affections gastriques,
bien rares cependant à cet âge, alors qu'ils étaient
simplement hystériques. A part certains enfants qui
vomissent facilement en voiture ou parce qu'ils sont
gloutons ou gros mangeurs, les vomissements doivent
être souvent mis sur le compte de l'hystérie, après
examen de l'organe cependant.

Si la névrose affecte la forme gastralgique, le

vomissement aura lieu tout de suite après le repas ; s'il s'agit d'un spasme de l'estomac ou de l'œsophage, l'apparition sera plus irrégulière, et se manifestera, par exemple, à la suite d'une émotion.

Il est bon de se souvenir aussi que le vomissement hystérique peut, malgré sa fréquence, coïncider avec un certain embonpoint, parce que les aliments ingérés ne sont ordinairement rejetés qu'en partie.

Enfin le vomissement peut être dû à la migraine qui n'épargne pas l'enfant (Collignon, Thomas). Il faut aussi se méfier de certaines formes de vomissements périodiques décrites par Leyden chez des enfants simplement nerveux ou dyspeptiques.

La *diarrhée* hystérique se présente souvent sous formes de paroxysmes, inexpliqués par des vices alimentaires.

3. — Le Diagnostic de l'*attaque de sommeil* avec la syncope ou la mort apparente n'offre ni difficulté, ni faits spéciaux chez l'enfant. Il en est de même pour le somnambulisme, surtout lorsqu'il se présente très nettement comme une des phases de l'attaque.

En présence d'une attaque de somnambulisme, deux questions se posent : simulation, d'une part, hystérie ou nervosisme, de l'autre. La simulation est facile, cependant l'enfant pourra ne dissimuler que grossièrement et laisser échapper une faute. Par contre, s'il existe des signes d'hystérie, notamment de l'anesthésie incontestable, l'idée de simulation devra être écartée. Les mêmes éléments serviront pour distinguer l'hystérie du simple nervosisme. Cette dernière différenciation a surtout un intérêt pronostique ; au point de vue du diagnostic et du traitement, il s'agit surtout d'une question de terrain plus ou moins fertile.

Beaucoup plus difficile est le diagnostic de la cause et de la responsabilité du malade, lorsque le somnambulisme va jusqu'à l'automatisme ambulatoire et à la fugue.

Dans les cas relativement simples, le sujet présentera, d'autre part, des signes non douteux de la névrose causale, et alors la direction du traitement sera facile et basée sur un diagnostic certain.

Mais dans les cas compliqués, grande sera la responsabilité du médecin, car le traitement variera avec le diagnostic de la cause. D'après la thèse de Meurice, qui a relevé quarante observations, à l'asile de Vaucluse, ces causes se réduiraient à trois : l'hystérie, l'épilepsie, qui sont inconscientes, et la forme décrite par Régis, sous le nom de dromomanie qui est l'apanage des enfants dégénérés et psychasthéniques. La responsabilité civile des parents pouvant être mise en jeu, et la détention de l'enfant dans un asile pouvant être prononcée, on comprend l'importance de ce diagnostic causal.

Si donc, l'enfant ne présente aucun stigmate apparent, il faudra chercher dans les caractères de la crise, ce qui ne sera pas toujours facile. Cependant Pitres dit que, chez l'hystérique, la fugue est précédée pendant quelques jours de troubles psychiques ; le sujet devient triste ; il a des rêves qui le poussent à partir ; chez lui, la fugue n'est qu'un accès de somnambulisme ; au réveil, il est hypnotisable, et, sous l'influence du sommeil hypnotique, il se souviendra de ce qui s'est passé pendant la fugue, tandis qu'il l'oubliera à l'état de veille. Gilles de la Tourette insiste sur l'importance de l'anesthésie totale et se demande cependant si on ne la rencontre jamais dans l'automatisme épileptique. Le même auteur dit que chez l'épileptique, il y a plus de brusquerie dans le départ, plus de violence dans les actes qui accompagnent la fugue. « L'épileptique, ajoute-t-il, est beaucoup plus impulsif, dans un sens fâcheux, que l'hystérique ». Une opinion analogue est soutenue par le docteur V. Parant, dans son rapport au Congrès de Bordeaux en 1895. Meurice, dans sa thèse, adopte cette manière de voir qu'il appuie, en outre, sur l'autorité de M. Janet.

D'après ces auteurs, le diagnostic causal, dans les cas où la névrose primitive ne serait pas apparente de par ailleurs, pourrait se résumer de la manière suivante : chez l'hystérique, prodromes parmi lesquels on trouvera souvent la suggestion, une

certaine coordination dans les actes, l'amnésie qui
disparaîtra par l'hypnotisme ou dans une autre fugue. Chez l'épileptique, impulsion violente, crise
rapide, sans coordination, rappelant des actes nor-
maux ou intelligents, amélioration par le bromure.
Chez le psycasthénique, dit Meurice, il n'y a pas
d'amnésie ; la mémoire des faits est toujours conservée. Souvent aussi ces derniers enfants porteront
des stigmates de dégénérescence.

Il ne faudra pas oublier que, dans des cas très
exceptionnels, on peut rencontrer des fugues chez
de jeunes sujets qui ne présentent d'autre tare nerveuse que des signes de neurasthénie ; tel un malade dont Pitres rapporte l'histoire (tome II p. 507)
et qui fit sa première fugue à dix ans. Ce fait doit
être rapproché de l'étude que nous ferons de la neurasthénie chez l'enfant.

Enfin si le diagnostic est momentanément impossible, il faudra rechercher les effets du traitement,
notamment l'échec du bromure, et les heureux résultats de la suggestion, ensemble poussant vers
l'hystérie. Quelquefois, pendant cette expectation
armée, on aura la chance de voir apparaître le
symptôme révélateur.

4. — Le diagnostic des *troubles psychiques* sera
facile pour les troubles simples. L'erreur serait du
reste peu grave. Si on attribue à tort à l'hystérie
quelques défauts de caractère, le mal ne sera pas

grand, à la condition que le médecin n'effraie pas la famille par de grands mots, et se contente de borner sa thérapeutique à une intelligente surveillance.

Pour différencier le *mensonge hystérique* des autres mensonges de l'enfant, le médecin devra faire une enquête extra médicale. On trouvera dans les travaux de Bourdin, de Mottet, de Legrand du Saulle, de Fournier, etc., des faits intéressants de mensonge par badinage, imitation, intérêt, crainte des parents, désir de nuire, inconscience, etc. Chacune de ces formes de mensonge n'a pas un aspect spécial ; le diagnostic sera basé sur la recherche de faits plus ou moins médicaux, tels que influence de l'entourage, du milieu, des lectures. Dans certains cas, on découvrira la cause du mensonge en gagnant la confiance ou l'affection de l'enfant ; ce fut au moyen d'une poupée mécanique donnée à une petite menteuse, poussée par sa mère, que Fournier put éclaircir une prétendue affaire de viol. Chaque cas sera un problème spécial qui sera résolu plus souvent par la sagesse du philosophe que par celle du médecin.

Le diagnostic des *formes délirantes* aiguës sera souvent très difficile. Il est certain que le diagnostic sera simple lorsqu'un enfant, à la suite d'une attaque franche d'hystérie, présentera un délire fait d'hallucinations, et qui ne sera que la continuation de la crise. Mais il n'en sera certainement pas toujours ainsi, et le médecin sera souvent fort embarrassé soit parce que le délire hystérique ne présente pas des caractères spéciaux, soit parce que le malade ne présentera pas nettement des signes de la tare primitive, soit enfin, parce que chez le même sujet plusieurs tares pourront s'associer sans qu'aucune d'elles imprime un cachet caractéristique.

Faudra-t-il donc, en présence d'un cas de délire aigu, chez un enfant, renoncer d'emblée à faire son diagnostic? Non. Et même dans les cas difficiles, on arrivera souvent en procédant par élimination.

Voyons quelles sont les éliminations auxquelles il faudra procéder.

D'abord, le délire des maladies aiguës, dont les signes doivent être recherchés.

En second lieu, l'épilepsie qui peut en tout, a dit Charcot, être simulée par l'hystérie, même dans le délire post-convulsif. Cependant, dans les cas types, le délire épileptique est fait d'impulsion et de violence, le délire hystérique est plutôt fait d'hallucinations.

Il faudra penser aussi aux délires des intoxications. Un cas intéressant de ce genre a été rapporté par Coulon, chez une fillette de six ans, à qui, on faisait boire du cognac, et qui avait de l'alcoolisme. On pourra voir aussi des cas de ce genre chez les enfants des repasseuses ou d'autres personnes ayant des professions qui les exposent aux vapeurs du charbon. C'est par une sévère enquête et même par des renseignements extra-médicaux que l'on arrivera à la découverte de causes de ce genre. L'examen chimique et microscopique des urines, ainsi que la recherche de la toxicité éclairerait le diagnostic, dans les cas d'intoxication par insuffisance urinaire. Ces recherches auront une grande importance vu les ressemblances qui existent entre le délire des hystériques et celui des intoxiqués, fait assez naturel pour ceux qui attribuent l'hystérie à une intoxication (Régis).

La manie aiguë, rare chez l'enfant, est ordinairement constituée, à cet âge, par un paroxysme violent et illogique, mais de courte durée, et se distinguera, dans les cas types, des hallucinations du petit hystérique.

Enfin un autre point sur lequel devra porter l'élimination sera la recherche de la dégénérescence. Ici la question est difficile, car il faudrait s'entendre sur la valeur du terme « dégénérescence ». Or tout le monde n'est pas d'accord sur ce point. Si l'on veut classer comme dégénérés tous ceux qui sont mal organisés pour la résistance, l'hystérique rentre dans cette catégorie et le diagnostic devient inutile.

Mais tous les auteurs n'acceptent pas cette manière de voir. C'est ainsi que Briand au *Congrès de Toulouse* en 1897 disait que, si la recherche des stigmates hystériques était très difficile chez l'enfant, il n'en était pas de même de la recherche des stigmates physiques de la dégénérescence mentale, et qu'il fallait les rechercher toujours avant de diagnostiquer l'hystérie.

De son côté Gilles de la Tourette demande que l'on ne confonde pas l'état mental des jeunes hystériques avec celui de ces petits êtres dégénérés, vicieux, méchants, martyrisant les gens et les animaux qui les entourent, exhibitionnistes, voleurs, allant terminer en cour d'assires une existence de dégénéré, qualifiée à tort d'hystérique.

On voit que ce diagnostic sera souvent difficile et devra être fait surtout, comme pour bien d'autres manifestations, par l'examen du malade. Les difficultés seront plus grandes encore lorsqu'il y aura des associations dont il faudra faire la part.

5. — Les *anesthésies* sont difficiles à reconnaître chez l'enfant, qui ne fournit pas de renseignements. Dans les cas ou ces recherches auraient de l'importance (automatisme ambulatoire, par exemple), on les pratiquera en bandant les yeux de l'enfant, et en se servant d'un instrument piquant.

Les *hypéresthésies* sont plus facilement reconnaissables ; mais il est un point très important à établir, c'est la simulation possible de certaines affections. Par exemple, un enfant aura le clou hystérique, ou une hyperesthésie du cuir chevelu ou du front, il faudra diagnostiquer avec les diverses céphalées de l'enfance dues à la dyspepsie des collégiens, à la myopie, à l'onanisme, à la mauvaise hygiène scolaire, etc., il y aura lieu de faire des recherches dans ce sens. De même, comme nous le verrons bientôt, si cette hyperesthésie simule la péritonite localisée. La recherche et la limitation de la zone d'hyperesthésie ne laisseront aucun doute au médecin à la condition que celui-ci soit prévenu et y songe.

6. — La *surdité* hystérique sera révélée par l'examen de l'organe. Le *mutisme* est plutôt de l'aphonie due à de la paralysie des cordes vocales. S'il affecte la forme aphasique, on se souviendra que les lésions organiques produisant l'aphasie sont tout à fait exceptionnelles chez l'enfant. Le muet hystérique aura de plus une mimique très expressive, et aucun trouble cérébral. Enfin l'examen laryngoscopique rendra des services.

§ 3. — *Diagnostic des formes simulant des affections organiques, particulièrement celles qui sont spéciales à l'enfance.*

1. — Les diverses *affections chirurgicales* simulées par l'hystérie infantile présentent d'inégales difficultés de diagnostic.

Les *pseudo-arthrites* sont souvent dues à des arthralgies ou à des zones d'hyperesthésie cutanée siégeant autour de la jointure. L'hyperesthésie s'éveillant sous le simple frôlement du doigt, le libre jeu de l'articulation, au besoin son examen sous le chloroforme ou par la radioscopie, lèveront en général les doutes, même s'il y a des craquements articulaires, parce qu'ils ne peuvent être produits chez l'hystérique qu'avec le consentement du sujet (Gilles de la Tourette).

La *pseudo-coxalgie* trompe très fréquemment, et cependant, lorsque le médecin est prévenu, la présence de certains symptômes ne doit laisser aucun doute dans son esprit.

Dans les cas difficiles les erreurs sont fréquentes (Bœckel, Breton). Nous en avons vu dans notre pratique. Ces erreurs sont dues à diverses difficultés : possibilité de l'atrophie dans les deux cas (Chauffard, Charcot, Babinski), contracture due à une arthrite éloignée, du pied par exemple (Cazin), coexistence d'une arthralgie du genou (Bézy), présence d'une fausse coxalgie chez un tuberculeux ou d'une vraie chez un hystérique, etc.

Dans les cas les plus simples, on trouvera des stigmates d'hystérie qui éveilleront l'attention. Il existe aussi certains signes, tenant à la manifestation elle-même et qui peuvent, soit séparés, soit surtout réunis, avoir une importance diagnostique de premier ordre, telle l'hyperesthésie localisée, connue sous le nom de signe de Brodie.

Nous allons supposer un cas type de chacune des deux catégories, et en présenter les caractères. Le médecin aura là un terme de comparaison, dont il pourra rapprocher chaque cas spécial, se souvenant des services que peut rendre la radiographie, surtout dans certains cas, assez rares il est vrai, où des malformations, rachitiques ou autres, du col du fémur, l'induiraient facilement en erreur.

COXALGIE VRAIE	PSEUDO-COXALGIE HYSTÉRIQUE.
Début lent. La douleur est insignifiante, mais l'enfant ménage instinctivement son membre, d'où légère claudication. Plus tard, douleur du genou, assez vive pour réveiller brusquement l'enfant. Son apparition est très importante (Phocas). Plus tard, gêne des mouvements de la cuisse, surtout de l'extension excessive. Hypertrophie du tissu graisseux, avec dégénérescence des os et des muscles de la région. L'épaisseur et la résistance de la couche graisseuse peuvent être appréciées par un compas analogue à celui de Weber (Alexandroff).	Début brusque, portant d'emblée les signes à leur maximum, souvent après un traumatisme. Pas de cette claudication légère instinctive. Souvent, intermittences dans l'apparition des symptômes. Pas d'élancements douloureux nocturnes du genou.

Douleurs spontanées de la hanche presque nulles.	Douleurs spontanées fortes, souvent très vives.
Douleur vive à la pression, particulièrement si on touche le col du fémur.	Douleur nulle à la pression, sauf dans les cas où elle gagne l'articulation.
Sensibilité de la peau normale	Hyperesthésie cutanée très vive (*signe de Brodie*) ; la zone hyperesthésique a la forme d'un triangle, dont le sommet est à la racine des bourses ou au mont de Vénus, et dont la base contourne la fesse, et va s'implanter sur le sacrum. (Gilles de la Tourette).
Localement : gonflement, chaleur, rougeur, fixes et constants.	Mêmes signes mobiles et fugaces.
Marche continue.	Intermittences et récidives.
Adénopathie inguinale profonde, sous l'arcade.	Pas d'adénopathie.
Atrophie musculaire localisée.	Atrophie souvent étendue.

Attitude invariable.	Attitude pouvant varier.
L'examen chloroformique donne les résultats suivants : Pas de craquements articulaires, sauf dans des cas exceptionnels (Gilles de la Tourette). Au moment du réveil, les douleurs reparaissent des parties profondes vers la peau.	L'examen chloroformique ne révèle pas les mêmes signes ; et l'apparition de l'hyperesthésie se fait en sens inverse.

En résumé, il faudra chercher, dans la pseudo-coxalgie, comme dans toute manifestation hystérique, cette apparition brusque, ces attitudes irrégulières, en un mot, ces symptômes illogiques qui caractérisent l'hystérie.

Il sera bon aussi de se souvenir qu'elle est surtout fréquente chez les fillettes de la classe aisée, et que c'est surtout elle qui mérite le nom de coxalgie (douleur de la hanche), que l'attitude vicieuse devient souvent d'emblée celle de la troisième période de la vraie coxalgie (adduction et rotation en dedans), qu'on verra souvent des phénomènes vasomoteurs variés, tels que refroidissement, congestion, pâleur, (Lannelongue).

Le *torticolis* hystérique est presque toujours accompagné de troubles de la sensibilité de la région. Dans les cas difficiles, on aura recours à l'examen électrique ou sous le chloroforme, après avoir pratiqué l'examen chirurgical et radiographique au besoin des vertèbres et de la région du cou.

C'est de la même façon que l'on reconnaîtra le *pseudo-mal de Pott*. Il y aura lieu de ne point se laisser tromper par des paraplégies concomittantes, et de bien rechercher l'hyperesthésie cutanée. L'examen radioscopique, pourra aussi être utile.

Les mêmes procédés d'investigation seront employés pour la simulation de la *scoliose* et de la *cyphose*. Il ne faut pas oublier que le coup de hache est beaucoup plus marquée que dans la scoliose vraie.

2. — Nous avons parlé au chapitre précédent du diagnostic de la simulation des lésions de l'*appareil circulatoire*. Nous n'y revenons pas.

3. — Pour la simulation des maladies de l'*appareil respiratoire*, c'est, d'une manière générale à l'examen laryngoscopique et sthéthoscopique qu'il faudra avoir recours. Nous avons fait le diagnostic de la toux et de la fausse coqueluche au chapitre des spasmes localisés. Nous nous bornerons à ajouter que si le malade a de la gêne respiratoire, il y a lieu de se rappeler que les caractères de la dyspnée hystérique, d'après Charcot et Weir Mitchell, sont les suivants : rythme spécial rapide de la respiration, pas d'anxiété, ni de cyanose, ni d'accélération du pouls, apparition par accès et cessation pendant le sommeil. Il ne faudra pas perdre de vue non

plus, que le point de côté hystérique fait, comme nous l'avons déja dit, partie de l'hystérie fruste de l'enfant.

4. — La simulation des maladies de *l'appareil digestif* ayant été étudiée avec les troubles digestifs, nous n'y insisterons pas. Mais nous devons insister sur la simulation des maladies des annexes.

Les pneumatoses localisées, simulant des *affections du foie*, disparaissent ordinairement pendant le sommeil chloroformique, qui permet en même temps un examen complet de l'organe, quelquefois difficile chez l'enfant éveillé.

Les *pseudo-coliques* sont des points hyperesthésiques abdominaux, que l'on découvrira facilement. Quant aux *diarrhées* hystériques, elles sont paroxystiques, souvent séreuses.

Chez le jeune garçon dont nous avons relaté l'observation et chez lequel on avait diagnostiqué une *péritonite*, nous fûmes bientôt éclairés par l'irrégularité des symptômes et par la palpation, qui nous révéla une zone d'hyperesthésie très nette sur la peau d'une partie de la région abdominable.

5. — L'*incontinence d'urine* ne donne lieu à aucune difficulté comme symptôme. Il faut seulement faire les recherches nécessaires pour éliminer les autres diagnostics pathogéniques (phimosis, oxyures, albuminurie, calcul vésical, épilepsie, etc.). Les *spasmes du col* donnant lieu à des douleurs ou à de

la rétention seront distinguées par l'examen chirurgical des mêmes symptômes dûs à de la cystite ou a
des calculs.

6. — Le diagnostic de *pseudo-méningite* ne doit être
posé qu'avec beaucoup de prudence. Nous savons en
effet aujourd'hui qu'il existe des méningites qui
guérissent, et nous devons nous tenir en garde. Il
n'en est pas moins vrai que certaines associations
hystériques peuvent simuler chez l'enfant le syndrome méningite.

En présence de cas de ce genre, il faut établir son
diagnostic en analysant chaque symptôme en particulier, et en synthétisant d'autre part l'ensemble du
syndrôme.

Dans le diagnostic analytique, on verra si la
céphalalgie n'est pas une hyperesthésie du cuir
chevelu, si le vomissement n'a pas les caractères du
vomissement hystérique, si la photophobie n'est pas
simulée ou exagérée par la volonté du malade. En
un mot, on verra, dans chaque symptôme, s'il y a
les caractères qu'on doit rencontrer dans la méningite ou au contraire ceux que l'on doit rencontrer
dans l'hystérie.

Par le diagnostic synthétique, on verra si les
symptômes se présentent bien d'une façon classique,
ou s'il n'y a pas, par exemple, une lacune importante, telle que l'absence de vomissement. L'irrégularité des symptômes, leur désordre, et surtout leur

disparition et réapparition brusques constitueraient un signe important en faveur du méningisme.

Enfin il est certains symptômes qui ont été constatés d'un côté ou de l'autre. C'est ainsi que Pitres dit que dans la pseudo-méningite, le pouls peut être ralenti ou accéléré, mais il n'est jamais irrégulier comme dans la méningite vraie. D'autre part on a indiqué des signes de la méningite vraie, qui n'existent pas dans la pseudo-méningite : Jules Simon insiste sur la désharmonie entre les mouvements du diaphragme et ceux de la cage thoracique. Plus récemment Kernig a indiqué que, le petit méningitique étant assis sur son lit, les jambes allongées, le médecin ne peut vaincre la résistance qui empêche les membres inférieurs d'être, sur toute leur longueur, en contact avec le lit, la contracture empêchant la flexion complète des genoux. Ce dernier signe nous parait important, et nous a déjà servi en plusieurs circonstances. Les faits ne sont cependant pas assez nombreux encore pour lui accorder une valeur absolue. Enfin la pseudo-méningite, assez rare chez l'enfant, n'est pas en général, d'après Fabre, une hystérie à son coup d'essai.

7. – Le diagnostic des autres *affections cérébrales* n'est pas chose fréquente à faire chez l'enfant.

Si l'affection simule une maladie typique, *l'hémiplégie spasmodique infantile* par exemple, on procédera, comme nous venons de l'indiquer pour la pseudo-méningite par analyse et par synthèse des symptômes. De même pour la sclérose cérébrale qui s'accompagne de troubles de l'intelligence. On cherchera aussi l'influence de la grippe qui peut donner lieu à des maladies spasmo-paralytiques infantiles (Mitchel).

Si au contraire, le phénomène est isolé on procédera d'abord à l'examen de l'organe atteint quand cela sera possible, par exemple pour les phénomènes oculaires. L'absence des lésions poussera vers le diagnostic de simulation. Si n'y a pas d'organe spécial qui attire l'attention et qu'il s'agisse de contractracture, de paralysie, d'atrophie, de mutisme simple ou aphasique, on procédera comme nous l'avons indiqué pour chacune de ces manifestations.

En plus de l'examen physique, les *troubles oculaires* pourront être dépistés par certains signes cliniques : superposition de phénomènes bizarres, tels que anesthésie de la cornée avec persistance du réflexe glandulaire (les larmes coulent abondamment si on excite la cornée) ; intégrité du nerf optique avec amaurose ; anesthésie rétinienne avec absence du réflexe oculo-palpébral ; chûte incomplète de la paupière, cette dernière pouvant jouer dans l'obscurité, tandis que la chûte est complète dans le ptosis vrai (Parinaud).

8. — Le même procédé s'appliquera aussi, selon que la manifestation sera unique ou multiple, à la

simulation des *maladies de la moelle* Il est cependant quelques points spéciaux à cette catégorie. Les formes à contractures dont le type sera dans la simulation du tabes spasmodique infantile, sont ordinairement congénitales, tandis que les manifestations hystériques sont plus tardives. De plus, si on chatouille la plante du pied d'un malade sain, les orteils se mettent en flexion ; chez l'hystérique, ils pourront rester immobiles ; dans les cas de lésion du faisceau pyramidal, ils se mettront en extension (Babinski). Dans les formes flasques, dont le type est la simulation de la poliomyélite antérieure, on se souviendra que les réflexes sont abolis dans les formes organiques, et persistent dans l'hystérie.

9. -- Nous avons déjà diagnostiqué certaines simulations avec des *névroses*, notamment avec la phase convulsive de l'épilepsie. Nous n'y reviendrons pas, non plus que sur le simple nervosisme dont nous avons parlé dans le chapitre « Limites ». Pour ce qui est de la simulation des *terreurs nocturnes*, le diagnostic, en tant que manifestation, est des plus simples, mais l'important est de connaître la cause. Il y aura donc lieu de rechercher la neurasthénie ou l'anémie (Braun), les troubles digestifs (dilatation de l'estomac, constipation, mastication insuffisante, etc.), enfin les causes d'excitations

physiques ou morales chez les enfants simplement nerveux.

L'irritation cérébrale dont l'étude a été récemment reprise dans la thèse d'Escorne, peut donner lieu à des erreurs. Le regretté Jules Simon qui l'avait si bien étudiée, avait bien voulu nous adresser une note relative à la distinction des deux névroses. Elle était ainsi conçue : « L'irritation cérébrale, qui existe soit seule, soit associée à la sclérose. se manifeste chez les très jeunes enfants de quelques mois à deux ans. La caractéristique est une excitation permanente, même en dehors des causes externes. Le bébé regarde, voit, touche, puis meut sa tête, son cou, son tronc, ses membres, pour chercher à regarder, voir, étudier un nouvel objet, et revient au précédent sans avoir rien appris C'est pour ce motif qu'il est en quête de se livrer à de nouvelles études. Il a cependant la mémoire auditive bien supérieure à la mémoire visuelle. J'en ai vu qui retenaient, à l'âge de six mois, des modulations seules capables de les calmer. Donc intelligence (entendement) vive, et point ou peu diminuée. En chemin de fer, à l'âge de dix-huit mois, ils s'asseoient sur les genoux du premier venu. Volonté impulsive, accompagnée d'entêtement tenace. La sensibilité physique est grande, et la motricité, sans atrophie, est conservée dans l'agitation constante. Quand il existe une lésion encéphalique concomittante, la paralysie, plus ou moins accusée, ne dépend pas de l'irritation, mais bien de la lésion. En somme, dans l'irritation cérébrale, les cellules sont surchargées d'excitation, et se gouvernent sans harmonie ; c'est un état confédéré en révolte, sans gouvernement. Le bromure réussit.

« L'hystérie naissante apparaît ordinairement plus tard, de sept à quinze ans. L'intelligence est vive, l'imagination intense ; il y a de la précocité avec tendance invétérée au mensonge et à la comédie. La sensibilité morale est exquise, et se manifeste à l'occasion de causes extérieures sous forme de joie, de douleur, de désespoir, en disproportion avec ces causes. La volonté est faite d'entraînement et d'indécision. Les émotions s'accompagnent de tendance à l'oppression post-sternale. La sensibilité physique présente de l'hyperesthésie irrégulièrement disséminée. Il n'y a pas d'agitation ; il y a tantôt sensation de fatigue, tantôt résistance extraordinaire. En somme, perturbation, morale et physique, nullement accompagnée de cette agitation permanente de l'irritation cérébrale.

« Dans l'irritation cérébrale, la source du mal est dans l'encéphale. C'est un organe trop sensible qui dissémine son influx d'une façon permanente. Sans doute les causes externes (lumière, bruit, chaleur, froid) peuvent en augmenter les effets, mais dans l'isolement, la nuit, l'irritation se traduit par des mouvements inconsidérés. La petite hystérique marche, se présente comme une madame. Elle raconte son cas avec un grand luxe de détail et des expressions empruntées aux adultes. Ici ce n'est pas une excitation pure, unique, c'est une perversion. C'est un mensonge moral et physique. L'hydrothérapie et la valériane réussissent ».

La *neurasthénie* de l'enfant a été étudiée par Sœnger, à la Société médicale de Hambourg en 1898. Voici comment il distingue cette névrose de l'hystérie et de la névropathie héréditaire : dans la neurasthénie, très souvent anémie, déséquilibration psychique, fatigue survenant rapidement, céphalée, vertiges, angine précordiale, excitabilité exagérée, vaso-motrice, insomnie, découragement, constipation, souvent tremblements, quelquefois des phobies. Dans l'hystérie : intelligence plus vive que chez les neurasthéniques ; expression de la face animée, rusée, stigmates de l'hystérie les mêmes que chez l'adulte et en outre : aphonie, contractures, paralysie des membres, toux, tremblements, anomalies d'attitude (scoliose, torticolis), blépharospasme, ptosis, hémichorée, rarement amaurose.

La question a été récemment reprise par Nanu Boïadjieff, dans sa thèse (Bordeaux, juillet 1899). L'auteur raconte qu'étant lui-même neurasthénique, il avait étudié cette affection chez l'enfant, soit par le souvenir des premiers troubles qu'il avait éprouvés lui-même, soit par l'étude d'autres jeunes sujets. Voici les éléments diagnostiques indiqués dans ce travail : d'abord les quinze malades dont l'histoire est relatée sont presque tous âges de onze à treize ans, un seul est âgé de neuf ans. La neurasthénie semble donc débuter plus tard que l'hystérie. Dans la neurasthénie les signes ressemblent à ceux de l'adulte, mais moins accentués ; on retrouve souvent au début le surmenage intellectuel, constaté par la méthode de la dictée ou du calcul. Les principaux symptômes sont : inattention en classe, tristesse alternant avec des accès d'agitation, faiblesse de la mémoire et de la volonté, souvent avec refus d'obéissance, fugues, céphalée en casque, vertiges, insomnie, faiblesse musculaire, troubles digestifs (inappétence, vomissements, dilatation de l'estomac), excitation génésique, palpitations et irritabilité du système vasculaire moins marquées que chez l'adulte, troubles vaso-moteurs (pâleurs) et sécrétoires (ptyalisme). Enfin la neurasthénie marche presque toujours de pair avec les stigmates de dégénérescence (asymétrie faciale, etc.).

Pour distinguer, ajoute l'auteur, il faut se souvenir que le petit neurasthénique n'a jamais les convulsions de l'hystérique, ni les troubles des sens, ni les contractures, ni de point hystérogène, ni d'anesthésie ; la céphalée n'a pas la même forme ; l'hystérique est vif, le neurasthénique abattu.

Au moyen de ces signes, on pourra faire le diagnostic dans les cas simples, mais on ne saurait trop se tenir en garde contre les formes trompeuses et surtout contre les formes associées.

10. — Certaines manifestations de *maladies générales* prêtent à d'énormes difficultés de diagnostic. Il faut être prévenu de la simulation possible et procéder alors, comme précédemment. par analyse et par synthèse successivement. Cet examen sera difficile, impossible souvent dans les élévations de température, et il faudra attendre.

L'analyse des urines lèvera les doutes pour les cas de *faux diabètes*. Quant au diabète hydrurique, sa pathogénie variable empêchant de donner les éléments d'un diagnostic absolument précis, ils devront être recherchés, non dans le symptôme lui-même, mais dans l'examen du malade.

La simulation du *rachitisme* n'est jamais arrivée au rachitisme général ; mais Grancher a signalé des erreurs de diagnostic pour le rachitisme vertébral, (comme pour le mal de Pott) ; il ajoute que le diagnostic est souvent impossible, et qu'il faut, dans le doute, faire le traitement du mal de Pott, dans l'intérêt du malade. Depuis l'apparition de la radiographie, les erreurs nous semblent devoir être moins faciles pour ces cas, qui semblent du reste être exceptionnels.

CINQUIÈME PARTIE

Pronostic

« L'hystérie ne tient pas chez l'enfant, à la condition qu'elle soit reconnue et traitée de bonne heure ». Cette formule de Charcot résume la vérité sur ce point ; elle est très exacte pour les garçons. Pour les filles, elle est juste pour le présent, mais il faut faire des réserves pour les réapparitions dans l'avenir.

Les formes épidémiques guérissent en général quand la cause disparaît. Certaines paralysies ou contractures disparaissent rapidement, quelquefois en trois jours (Leick).

Il ne faudrait cependant pas se laisser aller à une sécurité complète, car, si l'hystérie, en elle-même, n'est pas grave chez les jeunes sujets, certaines de ses manifestations peuvent entraîner la mort. Fournier qui a étudié dans sa thèse (Paris 1895-96) la mort dans l'hystérie, cite le cas d'une jeune fille de quinze ans qui souffrait atrocement d'un spasme œsophagien quand elle voulait avaler, et qui mourut au cours d'une crise. Lorsque l'anorexie est absolue et persistante, la mort peut survenir par inanition. Des faits de ce genre sont relatés par Bonnemaison, Fournier, Lockhart Stephens et Marshall.

Les formes maniaques peuvent persister ou exposer le sujet aux récidives ; elles peuvent amener le suicide.

Le pronostic est aggravé par l'association organique ou névrosique.

En dehors de ces faits graves, et, dans la grande majorité des cas le pronostic de l'hystérie est bénin chez les jeunes sujets surtout chez les garçons.

SIXIÈME PARTIE

Étiologie

La tare héréditaire doit être inscrite en première ligne. Plus l'hystérie débute tôt plus l'hérédité est similaire, d'où la grande fréquence de l'hystérie similaire chez l'enfant (Charcot, Peugniez). Viennent ensuite les autres tares héréditaires : l'hérédité névropathique (Déjérine), la goutte (Mossé), la tuberculose (Grasset). Cette hérédité semble s'exercer aussi bien à la campagne qu'en ville. Tout héréditaire porte donc sa tâche originelle ; les manifestations se produiront plus ou moins tard, selon l'occasion.

Cette occasion a trois facteurs principaux : l'éducation, la contagion, les émotions.

L'éducation a une influence capitale. On conçoit les effets déplorables de cette éducation qui consiste à laisser veiller le soir les petits hystériques, en écoutant des histoires d'intrigue, ou même de simples récits de banalités mondaines, à les conduire à des visites ou au théâtre, à leur faire préparer et jouer des rôles dans les spectacles de famille, au dépend des heures de promenade, à laisser agir, en un mot toutes les causes d'excitation à cet âge. Parmi ces causes, les histoires fantastiques occupent le premier rang avec les pratiques superstitieuses et terrifiantes (Baratoux, Gilles de la Tourrette). Un des pays ou les enfants sont le plus exposés à cette étiologie, jointe à l'alcoolisme et aux mariages consanguins, est la Vendée (Terrien). Le rôle du surmenage semble avoir été quelque peu exagéré ; il est très contesté par Guinon.

Les émotions exercent aussi une influence facile à saisir. La frayeur, la terrorisation, la crainte des examens chez l'écolier (Kraft) sont des agents provocateurs dont l'importance est aussi connue que facile à expliquer.

La contagion a une influence indiscutable. Elle est démontrée par les épidémies de Morzines et de Pleidran, de Gentilly, par les faits de Hirt, Le Marinel, Stoos, Aemmer, Palmer et Holwede, et de tant d'autres, qui démontrent la fréquence des épidémies d'école ou de famille, nous représentant aujourd'hui en petit les grandes épidémies du moyen âge.

A côté de ces grandes causes, il en est de moins fréquentes, mais qui doivent être connues du médecin, car leur découverte est souvent d'un puissant secours pour le diagnostic.

Le traumatisme, entre dans cette catégorie (Villani), notamment les traumatismes légers du crâne ayant échappé à l'attention des parents (Weill). A côté des traumatismes, il faut classer le froid, surtout prolongé (Pitres).

L'influence de l'onanisme indiscutable dans certains cas (Pitres, Raymond), ne paraît pas entrer fréquemment en jeu.

Les tentatives d'hypnotisme, ont souvent provoqué des attaques d'hystérie chez l'enfant (Boddaert, cité par Pitres, Doutrebente, P. Garnier).

Des cas d'hystérie d'origine préputiale ont été signalés par Isnard et par Dénucé.

Les maladies infectieuses, l'influenza (Railton), la fièvre typhoïde (Comby), la syphilis héréditaire (Denucé, Dieulafoy, Kirkoff) ont aussi dans certains cas, été, comme chez l'adulte, des agents provocateurs.

SEPTIÈME PARTIE

Traitement

Nous éliminerons d'abord les traitements chirurgicaux ou orthopédiques de certaines déformations. Utiles dans certains cas, par exemple lorsqu'un phimosis est le point de départ des accidents, ils demeurent souvent sans résultat dans le redressement de certaines contractures.

Le premier traitement de l'hystérie est la prophylaxie, et la meilleure est celle qui consiste à ne pas mettre au monde des enfants « hystérisables ». Il faudrait pour cela que les parents soient sains, et que la santé constitue l'apport réciproque de ceux qui s'unissent. Malheureusement l'intérêt pécuniaire qui préside à la plupart des mariages empêche de voir à l'avance (on les voit trop ensuite) les résultats d'alliance des névroses avec les diathèses, l'alcoolisme, la syphilis. Nous n'insisterons pas sur ce détail aussi connu que négligé, mais tout médecin doit, à notre avis, le répéter chaque fois que l'occasion se présente.

Si cette précaution n'est pas prise, il faut, dès la naissance, soustraire l'enfant à l'influence des parents. Tout d'abord, contrairement à la règle générale, basée sur la loi naturelle, l'enfant ne sera pas nourri par sa mère hystérique. Plus tard on aura recours à l'internat bien compris, aux séjours prolongés à la campagne avec une certaine participation aux travaux des champs, avec ou sans retours à la vie de famille.

Gilles de la Tourette a longuement et très justement exposé les règles de l'éducation dans ces cas : Pour les garçons, éviter, par l'éloignement, la suraffectivité maternelle, qui aurait un contre-coup trop dur dans la vie de collège. Pour cela, l'internat, dirigé par un maître, ferme mais bienveillant, avec une bonne hygiène scolaire et générale, sous la surveillance du médecin de la famille. Pour les filles, pas d'internat, mais l'isolement auprès d'une personne intelligente ; donner une éducation qui n'ait pas pour unique but le diplôme à obtenir, ou le pédantisme du bas-bleu ; quelques arts d'agrément, de la danse même, mais en respectant les heures de sommeil. Pas de surchauffage religieux au moment de la première communion. Pas d'explications dramatiques au moment de l'établissement de la menstruation. Pour les deux : éviter la tendance au merveilleux, la contagion nerveuse, les pratiques du spiritisme. Longs séjours à la campagne, avec quelques réunions sous la surveillance des parents ou de ceux qui les remplacent, si l'isolement est indispensable.

Enfin si l'hystérie a éclaté et que l'on n'ait plus à prévoir (ce qui est toujours dans le rôle du médecin d'enfants), mais à combattre, on aura recours à la valériane et à l'hydrothérapie selon que l'âge de l'enfant le permettra. L'arrosoir, le drap mouillé, l'éponge seront préférés selon la tolérance de l'enfant. La douche ne sera employée que sous la surveillance du médecin, et jamais avant l'âge de sept à huit ans.

Mais au dessus de ces agents thérapeutiques, il en est trois qui devront être employés dans tous les cas, et dont l'importance réciproque variera avec l'âge du sujet : l'éducation, la suggestion, l'isolement. Inutile d'ajouter que l'hygiène générale doit être excellente.

L'éducation et l'hygiène spéciale consisteront surtout à éviter ou à combattre les causes indiquées au chapitre étiologie, et à développer le corps au dépens de l'esprit, à tenir les enfants avec plus d'énergie que de tendresse, mais sans brusquerie, à les diriger, à les dominer par une suggestion perpétuelle. Que de luttes pour obtenir cela des parents, surtout s'ils sont eux-mêmes des nerveux !

La suggestion soulève encore à l'heure actuelle de nombreuses discussions ; tout le monde est d'accord sur ce point que la suggestion à l'état de veille est un procédé excellent et recommandable à tous égards. Charcot en a parfaitement indiqué le mécanisme. Il raconte l'histoire d'une fillette atteinte d'anorexie, et qu'il avait guérie par ce procédé combiné avec l'isolement « tant que papa et maman ne m'ont pas quittée, lui disait-elle, j'ai cru que ma maladie n'était pas sérieuse, et, comme j'avais horreur de manger, je ne mangeais pas. Quand j'ai vu que vous étiez le maître, j'ai eu peur, et, malgré ma répugnance, j'ai essayé de manger et cela est venu peu à peu ». « Où trouver, ajoute Gilles de la Tourette, un plus bel exemple d'auto-suggestion et de suggestion extrinsèque s'exerçant chez un hystérique dans deux sens diamétralement opposés ».

Le médecin, seul ou secondé par l'entourage, obtiendra presque toujours d'excellents résultats de ce procédé qui devra cependant être employé avec intelligence et modération. Il faudra, par exemple, quand on promettra à un enfant un peu grand une guérison à époque fixe, se réserver une porte de sortie en cas d'échec. Le concours d'un entourage intelligent et bien dirigé est un adjuvant précieux.

La suggestion hypnotique ne jouit pas de la même faveur, tant s'en faut, auprès des neuropathologistes et des pædiatres.

Gilles de la Tourette dit que l'hypnotisme est un paroxysme avec ses inconvénients, et que le médecin provoque souvent une attaque au lieu d'atteindre son but. Thomas (de Genève) l'emploie avec succès dans certains cas, mais il recommande de ne l'employer qu'en présence des parents. Clopatt dit qu'on peut l'employer avec « moins de scrupules » dans la forme convulsive que dans la forme sans attaque. Bernheim et son école s'en déclarent très partisans, alors que d'Espine et Picot en sont les adversaires résolus.

La question a été de nouveau posée au Congrès des aliénistes et neurologistes (Toulouse, 1897). Bérillon a défendu la cause de la suggestion hypnotique chez l'enfant, à la condition qu'elle soit appliquée par des psycothérapeutes dignes de ce nom. Paul Garnier et Doutrebente, se basant sur leur pratique personnelle et sur d'autres appréciations (Joffroy), ont absolument combattu les conclusions de Bérillon.

La question est, on le voit, encore en discussion; mais, jusqu'à présent la majorité semble attendre de nouveaux faits pour accepter la suggestion hypnotique chez l'enfant.

Mais si l'on veut que les autres traitements donnent un résultat complet, il faudra, dans beaucoup de cas, notamment dans les formes épidémiques, isoler le petit malade. Malheureusement, les parents n'acceptent que très difficilement cette méthode. Il ne faut pas croire en effet qu'il soit suffisant d'envoyer l'enfant à la campagne avec une mère ou une personne amie qui l'écoutera au lieu de s'en faire obéir, et qui n'aura pas l'indépendance nécessaire pour savoir diriger l'impressionnabilité inconsciente du petit malade. Ce qu'il faut, c'est l'isolement absolu de la famille, sous la surveillance du médecin, et dans une maison d'hydrothérapie, si l'âge de l'enfant le permet. Notre opinion est aujourd'hui bien faite, basée sur des faits, ainsi que celle de bien d'autres.

A côté du traitement général, certaines formes spéciales pourront demander un traitement particulier : par exemple l'électricité dynamique ou statique pour les paralysies ou les contractures. Inutile de dire que les toniques seront employés et le régime alimentaire dirigé selon les circonstances.

INDEX BIBLIOGRAPHIQUE

HUITIÈME PARTIE

Index bibliographique.

1595. **Laurentius Andreas**. De hystericis affectibus, in-fantilibusque morbis, Lugduni.

1618. **Carolus Piso** (de Pont-à-Mousson). Selectæ observationes.

1681. **Sydenham**. Lettre à Guillaume Code.

1682. **Th. Wilis**. Opera omnia : pathologia cerebri. Amsterdam.

1752. **P. S. Chauffepié**. Dissertatio de malo hysterico. Lugduni Batavorum.

1758. **J. Raulin**. Traité des affections vaporeuses des deux sexes.

1759. **Lucca**. Di tre specie di affectione isterica et ipocondria.

1771. **Adam Julius Goez**. Beytrag zur Geschichte von den hysterischen kranheiten. Meinungen.

1777. **R. Whit**. Traité des maladies nerveuses, hypocondriaques et hystériques.

1801. **Duvernoy**. Dissertation sur l'hystérie, Paris.

1803. **P. Pomme**. Traité des affections vaporeuses des deux sexes.

1816. **Louyer-Villermay**. Traité des maladies nerveuses ou vapeurs et particulièrement de l'hystérie et de l'hypocondrie, 2 vol.

1816. **Louyer-Villermay**. *Dictionnaire des sciences médicales*, art : Hystérie.

1821. **Georget** Traité des maladies du système nerveux.

1824.   — *Dictionnaire de médecine*, art : Hystérie, t. XI, p. 532.

1832. **Brachet**. Recherches sur la nature de l'hystérie et de l'hypocondrie, Paris.

— **Gérard (Ch.)**. Hystérie et hypocondrie. *Transactions médicales*, par A. N. Gendrin, t. VII.

— **Tonnelé**. Mémoire sur une nouvelle maladie convulsive des enfants. *Gaz. méd.* Paris, t. III.

1833. **Dubois** (d'Amiens). Histoire philosophique de l'hystérie et de l'hypocondrie, Paris.

— **Foville**. *Dictionnaire de médecine et de chirurgie pratiques*, art : Hystérie.

1834. **Beau**. *Archives générales de médecine*. Paris 2ᵉ série t. XI, p. 328.

1837. **Brodie**. Lectures illustratives of certain local nervous affection. London.

— **Tott**. Hysterismus bei einem von 12 Jahrenn. z. f. Geburtsh Leipzig, XVI, 609-611.

1846. **Schutzemberger**. *Gazette médicale*.

1847. **Brachet**. Traité de l'hystérie.

1848. **Landouzy**. Traité complet de l'hystérie.

1851. **Tott (C. A)**. Fall von hysterie bei einem kinde von paralyse des linken armes bei einem anderen ; *N. zutsch. f. Geburtsh*. Berlin, XXX, p 225.

1854. **Alby**. Etude sur l'hystérie.

— **Lasègue**. De la toux hystérique. *Archives générales de médecine*.

1856. **Le Paulmier**. Affections mentales chez l'enfant. Th. de Paris.

1857. **Morel**. Traité des dégénérescences de l'espèce humaine.

1859. **Briquet**. Traité de l'hystérie.

1860. **Bouchut**. Du nervosisme, (2ᵉ édit. 1877).

1861. **Hérard**. Un cas d'hystérie simulant la coqueluche. *Union médicale*. 12 janvier.

1864. **Hening**. Traité des maladies des enfants, 3ᵉ édit. chap : Chorée électrique.

1865. **Galezowski**. Thèse de Paris.

1868. **Henoch**. Beitrage sur Kinderheilkunde, p. 113 (chorée électrique).

1869. **Hasse**. Kranheiten des nervensystems. *In* Virchow's handbuchs der speciellen pathologie und therapie. Erlangen.

1870. **Barthez**. Accidents nerveux complexes hystéro-épileptiformes chez une jeune fille de 11 ans ; 5ᵉ ou 6ᵉ récidive depuis l'âge de 6 ans. Expulsion d'ascaris lombricoïdes Guérison. *Gazette des hôpit*. Paris, XLIII p. 89-94.

— **Bœckel**. Pseudo-coxalgie. *Gazette médicale de Strasbourg*.

— **Cohen**. Contribution à l'étude de l'astasie-abasie. Thèse de Paris.

1872. **Bourneville et Voulet**. De la contracture hystérique permanente.

— **Russel**. (**D.**) Chorée chez une jeune fille hystérique. *Med. Times and gaz*. London.

1873. **Arnozan**. Pseudo méningite hystérique. *Gazette méd. de Bordeaux*, pp. 250-252.

1873. **Saint-Ange**. Pseudo-méningite hystérique. *Gazette méd. de Bordeaux*, pp. 292-298.

1875. **Bonnemaison**. Un cas d'hystérie chez l'homme. *Archives générales de médecine*, juin.

— **Coronel**. De l'hémiplégie hystérique. Thèse de Paris.

— **West (Ch.)**. Leçons sur les maladies des enfants, traduction d'Archambaud, 2ᵉ édit. 1881.

1871. **Jacobi**. On masturbation and hysteria in young children. *The amer. journ of obstet. and diseases of Women and Children*. Janvier et février.

— **Marmisse**. Hystérie à forme de fièvre intermittente. *Gazette méd. de Bordeaux*.

— **Simon (J.)**. Epidémie d'hystérie à forme de tétanie à Gentilly. *Progrès médical*, nᵒˢ 49 et 50.

1877. **Giersing**. Anlendning of sjaldent Tifœlde of hysteri Los et Born *Hosp. tid. Ijobenh*, 2 R. IV, pp. 825-841.

— **Martin**. Un cas d'hystérie chez un jeune garçon. *France médicale*, p. 705

— **Thompson**. Hystérie chez un garçon. *The Lancet*, 3 novembre.

1878. **Giersing**, Endurie et Far Bemarkninger on duspale tifœlde of hystéri Los et Born. *Hosp. tid. Kjobenh.* 2 R. V, pp. 86-89.

— **Gœdeken (C. G.)**. Genswar par Dʳ Giersing's Beteri Los et Born. *Hosp. tid. Kjobenh*, 2 R. V. pp. 55-60.

— **Lasègue**. Hystéries périphériques, *Arch. gén. de med.* juin.

— **Thompson (H.)**. A case of hysteria with contraction of the lower limbs, anesthesia, and ischemia, in a boy. *Tr. clin. soc. London*, XI, pp. 5-13.

1879. **Armaingaud**. Relation d'une petite épidémie d'hystérie observée à Bordeaux, dans une école de jeunes filles. *Journ. méd. de Bordeaux*. Décembre.

1879. **Dujardin-Beaumetz et Abadie.** Cecité hystérique. *Soc. méd. des hôpit.*

— **Gœdeken (C. G.).** Tifœlde of hysterisk Lidelse. Barnealderen. *Fak. V. Kjobenhunia*, nº 4, pp. 1-27.

— **Grasset.** Leçons sur les maladies du système nerveux.

— **Gray (L. C.).** Choréic and choreiformes movements in hysterical children *Arch. med. New-York*, II, p. 157-164.

— **Henriot (A.).** Cas d'hystérie précoce. *Union médicale et scient. du N. E.* Reims, III, p. 363.

— **Janot.** Association de bronchite chronique et d'hystérie. *Rev. méd. de Toulouse.*

— **Roberts.** Hystérie chez des garçons, *The practitioner.* London novembre.

1880. **Berlan.** Traitement par le tartre stibié d'une chorée dite électrique. Thèse de Paris.

— **Bourneville et Sollier.** Hystéro-épilepsie chez un enfant de 13 ans. *Progrès méd.*, Paris, p. 949-966.

— **Bourneville et d'Olier.** Un cas d'hystéro-épilepsie chez un jeune garçon. *Progr. méd.* Paris, p. 645-648.

— **Brodie.** Leçons sur les affections nerveuses locales, trad. Douglas-Aigre, Paris.

— **Dessau (Henry).** Hystérie des garçons avec la relation d'un cas. *Amer. journ. of obstetrics*, New-York, XIII, p. 935-942.

— **Guiraud** Essai sur l'hystérie précoce se développant chez les petites filles avant la puberté. Thèse de Paris, avril.

1880. **Paris**. L'hystérie chez les petites filles. Thèse de Paris, mars.

— **Smidt (Herman)**. L'hystérie chez l'enfant. *The american journal of obstetrics.*

1881. **Baratoux**. Les possédés de Pledran. *Progr. méd.* n° 33 p. 550.

— **Barlow**. De l'analgésie hystérique chez les enfants. *British med. journ.* London, déc. 3-892.

— **Bourneville, Bonnaire et Vuillamié**. *Progr. médical.*

— **Bourneville et Bonnaire**. Hystéro-épilepsie chez un garçon. *Arch. de neurologie*, t. VII, p. 87.

— **Carreau**. Case of hysteria in a boy eight years old. *Amer Journ. of obstetrics*, XIV. p. 504.

— **Çenas**. Obs. d'association hystéro-organique, *Gaz. médico chir. de Lyon.*

— **Debacker**. Hallucinations et terreurs nocturnes chez les enfants et les adolescents. Thèse de Paris.

— **Féré**. Troubles oculo-pupillaires chez les hystéro-épileptiques. *Progr. médical.*

— **Guertin**. D'une névrose convulsive et rythmique déjà nommée chorée dite électrique. Thèse de Paris.

— **Henoch**. Des affections hystériques de l'enfant. *Wiener medicinische Press*. XXII, pp. 916-951-1006.

— **Jones**. Hystérie infantile, *Mississipi Walley M. Month Memphis*, I, pp. 108-110.

— **D'Olier**. Coexistence de l'hystérie et de l'épilepsie. *Annales médic. psych.* Paris 6e série, VI, pp. 192-226.

— **Scherff**. Zur étiologie und symptomen Kinder scelestürungen. Leipzig.

1881. **Seeligmuller**. *Deutsche med. Wochenschrift*, p. 584.

1882. **Barrs (A. G)**. A case of hysterica paraplegia in a boy. *British. med. Journ.*, 25 février.

— **Bourneville et Bonnaire**. Hystéro-épilepsie chez un jeune garçon. *Progr. méd.*, Paris, pp. 645-648.

— **Charcot**. De l'Hystérie chez les jeunes garçons. *Progr. méd.* X, pp. 985-1003, n°s 50-51-52.

— **Gilette** Hystérie à 18 mois avec monoplégie brachiale. *New-York med. journ. and obstetrics review*, Vol. 2ō, p. 66.

— **Greffier**. De l'hystérie précoce. *Arch. gén. de méd.*, octob. 2ᵉ série, X, pp. 405-426.

— **Hagenbach**. Diabète insipide chez l'enfant. *Jahrbuch f. Kinderheilkunde*, XIX.

— **Huchard**. Convulsions partielles hystériques. *Concours médical*.

— **Langaard**. Et tifœlde of hysteri Los et Born. *Hosp. tid. Kjobenh.* 2 R. IX pp. 486-490.

— **Largault**. L'hystérie avec les états morbides. Thèse de Montpellier.

— **Perez**. Psychologie de l'enfant. *Berlin clin. Wochen.* n° 34.

— **Simon (J.)**. L'irritation cérébrale. *Progrès médical*.

— **Vigouroux (Paul)**. De l'électricité statique et de son emploi en thérapeutique. J. B. Baillière.

1883. **Barrs**. Incontinence d'urine et paraplégie hystérique. *British med. Journ.* 5 février.

— **Bouchereau**. Hystérie et catalepsie chez une petite fille de 9 ans. *Ann. méd. psych.* Paris, 6ᵉ série, t. IX, pp. 410-416.

1883. **Bourdin**. Mensonge chez l'enfant hystérique. *Ann. méd. psych.* 6ᵉ série, t. IX, p. 134.

— **Bourneville**. Observations d'hystéro-épilepsie chez les jeunes garçons. *Progr. méd.*, (V. aussi 1880-82-83.)

— **Fabre**. Sur l'hystérie simulant les affections cérébrales. *Marseille médical.*

— **Henoch**. Soc. med. Berlinoise. Séance du 23 novembre.

— **Juggle** Notes sur un cas d'hystérie chez un jeune garçon. *Lancet*, II, p. 106 et *Brit. med. journ.* II, p. 167.

— **Kempf**. Hystéro-épilepsie chez un jeune garçon de 10 ans. *Med. news.* Philadelphia. 1883-89-91.

— **Legrand du Saulle**. Les hystériques. *Ann. médico psychol.* 6ᵉ série, t. IX, p. 378.

— **Mossé**. Contrib. à l'étude de l'hystérie chez l'homme. *Gazette hebdomadaire.*

— **Riegel** (**F.**) Zur Leher von des hysterischen affectionen der Kinden. *Itschr. f. Klin. med.* Berlin.

— **Tordeus**. De l'électrolepsie. *Journal de méd. de Bruxelles.*

— **Voisin**. Maladies mentales et nerveuses.

1884. **Ballet et Crespin**. Attaque d'hystérie à forme d'épilepsie partielle. *Archiv. de neurol.*

— **Barié**, De la fièvre hystérique. *Soc. méd. des hôpit.* 28 mai.

— **Bourneville et Bonnaire**. Nouvelle observation d'hystéro-épilepsie chez un jeune garçon, guérison par l'hydrothérapie. *Arch. de neurol.* VIII, pp. 86-100.

— **Bourneville et Bonnaire**. Recherches sur l'hystérie, l'épilepsie et l'idiotie. Paris.

— **De Casaubon**. De l'hystérie chez les jeunes garçons. Th. de Paris, décembre.

1884. **Féré.** La famille névropathique. *Arch. de neurologie.*

— **Gerhard.** Hanbuch der Kinderkranheiten.

— **Grasset.** Rapports de l'hystérie avec la scrofule et la tuberculose. *Montpellier Médical.*

— **Kalkoff.** Atrophie musculaire hystérique. Thèse de Halle.

— **Kobner.** Zur casuistik der hysterie in kindesalter. *Deutsche. arch. f. klin. med.* Leipzig.

— **Langaart.** Om hysteri Los Born. *Hosp. tid. Kjobenh.* 3 R. II, pp. 894-902.

— **Petrone.** L'isterismo précoce. *Lo sperimentale.* Firenze, t. LVII, p. 274.

— **Saint-Ange**, Contribution à l'étude de la cécité hystérique. *Rev. méd. de Toulouse*, n° 6.

— **Saint-Ange** De la forme méningo-encéphalique de l'hystérie. *Rev. méd. de Toulouse.*

— **Schaffer** Ueber hysteria bei kindern. *Arch. f. kinderkrankheiten.* Suttgard, p. 401.

— **Weiss.** *Arch. f. Kinderkrankheiten*, p. 451.

1885. **Charcot.** L'isolement dans le traitement de l'hystérie. *Progrès médical.*

— **Chaumier** (de Tours). Hystérie de la première enfance. *Congrès de Grenoble* (Assoc. franc.).

— **Henoch.** Leçons cliniques sur les maladies des enfants. trad. Hendrix, Paris.

— **Herz.** *Wiener med. Wochenschrift*, n°s 33-46.

— **Herz.** Ueber hysterie bei kindern. *Wiener med. Wochenschrift*, XXXV, pp. 1338-1368-1401.

— **Parinaud.** Anesthésie de la rétine. *Annales d'oculistique*, XCVI, pp. 1-2.

1885. **Peugniez**. De l'hystérie chez l'enfant. Thèse de Paris. Juillet.

— **Prujanski**. Hysteria congenita. *Med. Obozr. mosk.*, XXIV, p. 682.

— **Richer (P.).** Etude clinique sur la grande hystérie où hystéro-épilepsie.

— **Richer (P.).** Paralysies et contractures hystériques.

— **Savages**. Troubles psychiques chez l'enfant, *The journal of mental science*. Juillet.

— **Weil**. OEdème hystérique. Thèse de Paris.

1886. **Babinski**. Atrophie musculaire dans les paralysies hysteriques. *Arch. de neurol.* nos 34-35.

— **Barié**. Méningisme, *Soc. méd, des hôpit.*

— **Borel**. Affections hystériques des muscles de l'œil. *Archiv. d'ophtalmologie*, nº 6, et *Annales d'oculistique* nos 2 et 4, 1887.

— **Bouchut**. Des hallucinations chez les enfants. Th. de Paris.

— **Celoni**. Appunte sopra alcuni casi di isterismo osservati in impuberi. *Lo sperimentale. Firenze.* LVII, 349-400.

— **Charcot**. De l'isolement dans le traitement de l'hystérie. *Prog. méd.*, 28 février.

— **Clopatt** (d'Helsingfors). Etude sur l'hystérie infantile.

— **Debove**. La méningite hystérique. *Soc. méd. des hôpit.*

— **Debove**. La fièvre hystérique. *Soc. méd. des hôpit.* 13 février et 26 avril.

— **Déjérine**. Hérédité dans les maladies du système nerveux. Thèse d'agrégation.

1886. **Freud**. Beitrage zur casuistik der hysterie. *Wiener med. Wochenschr*. pp. 49-50.

— **Huet**. Coxalgie hystérique. *Progrès médical*, n°ˢ 17 et 19. Avril.

— **Lannelongue**. Coxo-tuberculose. Leçons recueillies par Ménard. Asselin et Houzeau.

— **Lannois**. Nosographie des chorées. Thèse d'agrégation.

— **Loher**. Paralysies et contractures, affections doulou-reuses de causes psychiques Thèse d'agrégation.

— **Magnan**. De la dégénérescence *Soc. médico-psychol. de Paris*.

— **Marie**. De l'ovarie dans la chorée de Sydenham. *Progr. médic*.

— **Massalongo**. L'atrophia musculare nelle paralisi is-teriche, Napoli, Detken.

— **Panas**. Amaurose hystérique. *Semaine médicale*, 27 novembre.

— **Parinaud**. Anesthésie rétinienne. Communication à l'Académie de médecine de Bruxelles.

— **Raynaud**. Pseudo-méningite hystérique. *Loire médi-cale*, n° 3.

— **Roger**. La polyurie de l'enfance. *Journ. de méd. et de chir. pratiques*.

— **Talma**. Tympanite hystérique, *Weckbald van het ne-derl. tijdschr. voor genecsk*.

— **Tuczek**. Zur Lehre von den hysterie der kindern. *Berl. klin. Wochenschrift*, XXIII, pp. 511-534.

1887. **Armaignac**. Amaurose hystérique chez une petite fille de 10 ans. *Congrès d'ophtalmologie*, 7 mai.

— **Audry**. Pseudo mal de Pott. *Lyon médical*, 23 oct. p. 235.

1887. **Bérillon**. La suggestion et ses applications à la pédagogie. *Gaz. des hôpit.* p. 123.

— **Borel**. Paralysies hystériques. *Progrès médical.*

— **Borel**. Affections hystériques des muscles de l'œil. *Annales d'oculistique*, XCVIII, p. 5.

— **Brissaud**. Atrophie musculaire hystérique. *Archiv. de physiol. normale et pathol.* Avril, p. 339.

— **Charcot**. *Leçons du Mardi*. (et années suivantes.)

— **Charcot**. Leçons sur les maladies du système nerveux.

— **Chevalier**. De l'hémiplégie hystérique. Thèse de Paris.

— **Cullere**. Magnétisme et hypnotisme. Paris.

— **Dubois**. Hystérie chez l'homme et chez l'enfant. *Schwezer correspondenzbl.* XVII, p. 13.

— **Emminghaus**. Machtrag. II. *Die psychischen storungen der kindersalters.*

— **Emminghaus**. Handbuch der kinderkranheiten. Tübingen.

— **Greffier**. De l'électricité statique et de ses applications à la thérapeutique.

— **Hirt**. Nystagmus hystérique. *Deustche med. Wochenschr.* n° 30.

— **Kershaw**. Spasmes hystériques rappelant la tétanie. *Lancet*, II, p. 439.

— **Laufenaüer** (**K.**). Hystéro-épilepsie chez un garçon. *Centralbl. f. Nervenheilk.* n° 6.

— **Lombroso**. Paralysies hystériques. *Lo sperimentale*; *Firenze* et *Neurolog. Centralbl.* 7, 1888.

— **Macé**. Pseudo-méningite des hystériques. Th. Paris, 1887-88.

— **Marie et Astier**. Cyphose héredo-traumatique. *Presse médicale.*

1887. **Méchin**. Monoplégies brachiales. Thèse de Paris.

— **Miura**. Paralysies hystériques. Thèse de Paris.

— **Mœbius** Ueber den Begriff der hysterie. *Centralbl. f. Nervenheilk*, XI, p 3.

— **Ollivier**. Etude de pathologie et de clinique médicale, p. 531.

— **Ozereskowski**. Zur diagnose der hysterie hémiplegie. *Centralbl. f. Nervenheilk*. X, p. 6.

— **Parinaud**. Anesthésie de la rétine. *Annales d'oculistique*.

— **Pirkler** (J.). Hysteria esete gyermekhoban. *Gyogyaszat. Budapest*. XXVII, 355.

— **Pirkler** (E). Ein Fall von hysterie in kindesalter. *Gyogyaszat. Budapest*, n° 28.

— **Pitres**. Anesthésies hystériques. Bordeaux.

— **Riesenfèld**. Ueber hystérie bei kindern. Inaugur. dissertation. Kiel. A. F. Gensen.

— **Simon** (J.) Conférences cliniques et thérapeutiques sur les maladies des enfants. 2ᵉ édit., t. II, p. 172.

— **Simon** (P.). Hématemèses hystériques. Etudes de pathologie et de clinique médicale, p. 531.

— **Ward**. Hémoptysies hystériques. *Philad med. and surg. rept.*, LVII, 5.

— — Hysteria due to malaria. *New-Orl. med.*

1888. **Abundo**. Sull un caso d'isterismo in un fanciullo. *Riforma med*. Roma, IV, pp. 764-770-776.

— **Axenfeld** et **Huchard**. OEdème hystérique. *Gaz. des hôpitaux*, p. 561.

— **Besson**. Pseudo scoliose hystérique. Thèse de Paris.

— **Blocq**. *Archives de neurologie.* — *Progrès médical*, 20, p. 397.

1888. **Blocq**. Des contractures. Thèse de Paris.

— **Clopatt** (d'Helsingfors'. De l'hystérie infantile. J. J. Franck et fils. Paris.

— **Corey**. Valeur thérapeutique de l'hypnotisme. *Boston med. and surg. journ.*, 20 novembre, LXIX.

— **Didier**. Sur l'électricité faradique dans l'hystérie. *Lyon médical*, LVIII, p. 356.

— **Dufestel**. Maladies simulées chez l'enfant. Thèse de Paris, 5 janvier.

— **Duret**. Cypho-scoliose hystérique. *Nouv. iconographie de la Salpêtrière*, 5.

— **Engelsberg**. Hystérie chez un garçon de treize ans. *Wiener med. Wochenschr.*, XXXVIII, 14-459-461.

— **Forel**. Le côté pratique de l'hypnotisme pour le médecin. *Schweiz correspondenzbl.* XVIII, 26.

— **Foster**. Spasme de l'œsophage chez un enfant. *New-York medical rec. July.*, XXXIV.

— **Furet**. Hystérie et états morbides. Thèse Paris.

— **Goldspiegel** (**Mlle H.**). Contrib. à l'et. de l'hystérie chez les enfants. Thèse de Paris, octobre.

— **Grancher**. Du retard de la marche chez l'enfant, rachitisme vertébral. *Journ. de méd. et de chir. pratiques*, février, p. 61.

— **Grancher**. Hystérie chez les jeunes enfants. *Journ. de méd. et de chir. pratiques*. Février.

— **Grancher**. Hystérie ayant débuté à 18 mois, chez une petite fille. *Journal de méd. et de chir. pratiques*.

— **Grasset**. *Diction. encycl. des sc. méd.* Art : Hystérie.

— **Hæckel**. Die rolle der suggestion bei geurissen Erscheinungen der hysterie und der hypnotismus. Jena.

1888. **Lees (David)**. Hystérie chez deux jeunes garçons. *Lancet*, 23 juin.

— **Lykke**. Et Sjaldent Tifælde of hysteri Los et Born. *Ilosp. lid. Kjobenh.*, 2 R. IV, pp. 713-729.

— **Marie**. *Dict. encycl. des sc. méd.* Art : Hémiplégie spasmodique infantile.

— **Moreau** (de Tours). La folie chez les enfants. Paris. J.-B. Baillère.

— **Natier**. Contrib. à l'ét. du mutisme hystérique. *Rev. mensuelle de laryngologie*.

— **Pichon**. De la vision chez les hystériques.

— **Pirkler (E.)**. Ein fall von hysterie im kindesallers ccheilt durch psychiche Einwerkung. *Wiener med. Wochenschrift.*, 38-431-433.

— **Pitres**. Spasmes rythmiques musculaires. *Gazette méd. de Paris*, 13.

— **Reck**. *New-York medical rec.*, XXXIII.

— **Schlesinger**. Névrose stomacale. *Wiener med. bb.*, XI. 3.

— **Thermes**. Traité élémentaire d'hygiène et de thérapie hystériques. Paris.

— **Toistivint**. Contrib. à l'ét. de l'hystérie pulmonaire Th. de Paris.

— **Voisin**. Pseudo-mal de Pott. *Journal de méd. et de chir. pratiques*, février, p. 61.

— **Zaldivar**. La nature hystérique de la tétanie essentielle. Thèse de Paris, 1888-89.

1889. **Ballet**. Bégaiement hystérique. *Soc. méd. des hôpit.* Séance du 11 octobre.

— **Bielschewsky**. Ueber influenzelectricitat, etc. *Thérapeut. Monatsefte.* Marz.

1889. **Blocq** (**P.**). Hystérie maniaque chez l'enfant. Communicat. à la Soc. médico-pratique, 11 novembre. in *Rev. générale de clinique et de thérapeut.*, 28 novembre, p. 768.

— **Brunon**. Astasie-abasie. *Normandie médicale*. N° 9, 1er mai.

— **Charcot**. Leçons du mardi à la Salpêtrière. Paris.

— **Charcot**. Troubles psychiques dans l'hystérie. *Gazet hebdom*. 4 janvier.

— **Edwards** (**Mlle Bl**). De l'hémiplégie dans quelques affections nerveuses. Thèse de Paris.

— **D'Espine et Picot**. Manuel pratique des maladies de l'enfance, 4e édit. Paris.

— **Gilles de la Tourette**. L'hypnotisme et les états analogues au point de vue médico-légal.

— **Grasset**. Leçons sur l'hystéro-traumatisme. Paris, Lecrosnier.

— **Guinon** (**L.**). De quelques troubles urinaires de l'enfance. Thèse de Paris, février.

— **Guinon** (**G.**) Les agents provocateurs de l'hystérie. Thèse de Paris.

— **Henoch**. Vorlesung über kinderkrankheit, IV Aufl.

— **Merlin**. Pseudo mal de Pott hystérique. Thèse de Paris.

— **Ollivier** Leçons cliniques sur les maladies des enfants, 17e et 23e leçon.

— **Oppenheim**. Die traumatischen neurosen. Berlin.

— **Parinaud**. Amblyopie hystéro-traumatique. *Rev. gén. d'ophtalmol.* et *soc. d'ophtalmol.* 4 juin.

— **Raymond**. Rhumatisme et hystérie. *Progrès médical*.

1889. **Rossolymo**. Un cas d'oligurie hystérique, guérie par la suggestion hypnotique. *Rev. gén. de clin. et de thérap.* Juillet, p. 463.

— **Wolfe**. Hysteria in younger children. *Med. Reg. Philad.* V, 148-150.

1890. **Athanassio**. Troubles trophiques dans l'hystérie. Thèse de Paris.

— **Babinski**. Migraine ophtalmique hystérique. *Archiv. de Neurologie*.

— **Babinski**. Contractures hystériques avec atrophie. *Archiv. de Neurologie*, n° 35-64.

— **Boulay**. De la fièvre hystérique. *Gaz. des hôpit.*, 27 décembre.

— **Buzzard**. Address on the simulation of hysteria by organic disease. Congrès de la Société neurologique de Londres. Janvier, 23. in *Lancet*, février, p. 283, t. I.

— **Cahen**. Astasie-Abasie. Thèse de Paris.

— **Chantemesse**. Paralysie faciale hystérique. *Soc. méd. des hôpit.*, 24 octobre.

— **Charcot**. Troubles de la nutrition dans l'hystérie. *Progrès médical*.

— **Clarke (J. Michel)**. Quelques cas d'hystérie chez l'homme et chez l'enfant. *Lancet*, décembre.

— **Debove**. Paralysie des nerfs moteurs oculaires communs d'origine hystéro-traumatique. *Soc. méd. des hôpitaux*.

— **Debove** Les rapports de la chorée avec l'hystérie. *Semaine médicale*, p. 382.

— **Donnel (R. L.)** A remarquable case of hysteria in a boy. *New-York, med. Journal*. LI, 143.

— **Dutil**. Contribution à l'étude clinique des tremblements hystériques. *Nouv. iconographie de la Salpêtrière*, p. 27.

1890. **Gilles de la Tourette et Cathelineau**. La nutrition dans l'hystérie. *Progr. méd.*

— **Giraudeau**. Retrécissement mitral et hystérie. *Archiv. générales de méd.*

— **Grancher**. La médecine infantile. *Bullet médical*, 30 juillet, pp. 705-707.

— **Lancereaux**. Du diabète hystérique. *Ann. des mal. des organes génito-urinaires.* Août, p. 457.

— **Lannois**. Chorée et hystérie. *Soc. méd. des hôpit.*, 10 octobre.

— **Nogués (E.)**. Un cas d'hystérie gastrique. *Annales de la Policlinique de Toulouse*, 7 novembre.

— **Oulmont**. Inégalité pupillaire des hystériques. *Méd. Moderne.*

1891. **Auché**. Chorée hystérique arythmique. *Progrès médical.*

— **Bardol**. Pseudo hémiplégie spasmodique. *Nouvelle iconographie de la Salpêtrière*, p. 349.

— **Bernheim**. Hypnotisme, suggestion, psychothérapie. Paris.

— **Burnet**. Contribution à l'étude de l'hystérie infantile ; son existence au-dessous de l'âge de cinq ans. Thèse de Paris, février.

— **Carrier**. Pseudo-méningite hystérique. *Lyon médical.* décembre.

— **Chantemesse**. Pseudo-méningite hystérique. *Soc. méd. des hôpitaux*, 28 mai.

— **Chaumier** (de Tours). Communication à l'Académie sur l'hystérie chez les nouveaux-nés et les enfants au-dessous de deux ans. *Bulletin de l'Académie*, 1er décembre.

1891. **Chaumier** (de Tours). Troubles respiratoires hystériques chez l'enfant. *Poitou médical*, p. 169 et *Echo médical de Toulouse*, 5 septembre, p. 424-427.

— **Collin**. Etat mental chez les hystériques. Thèse de Paris.

— **Comby**. Chorée et hystérie. *Soc. méd. des hôpitaux*, 29 mai.

— **Damberger**. Casuistik der Psychosen der kinder. Munchen.

— **Debove**. Polyurie hystérique. *Soc. méd. des hôpit.* 13 novembre, 30 novembre.

— **Decoux**. Paralysie faciale hystérique. Thèse de Paris, juillet.

— **Descroizilles**. Traité élémentaire de pathologie infantile. 2e édit. Paris.

— **Dutil**. Contribution à l'étude des tremblements hystériques. Thèse de Paris.

— **Gaubert**. La folie chez l'enfant. Thèse de Toulouse, avril.

— **Gilles de la Tourette**. Traité clinique et thérapeutique de l'hystérie, t. I. 1891, t. II et III, 1895.

— **Grancher**. Hystérie chez l'enfant. *Journal de méd. et de chir. pratiques*, mai, p. 336.

— **Holmboe**. Tifœlde of hystérie, Barnealderen. *Norsk Mag. f. lœgevidensk. Christiania.* 4 R. VI. p. 89-100.

— **Janowicz**. Tic convulsif des enfants, paramyoclonus multiplex et chorée électrique. Thèse de Paris.

1891. **Jasinski**. Articular contractions in hysteria of Children. *Gaz. heb. Warzawa*. 2e s. XI, p. 378-385.

— **Joffroy**. Hystérie et chorée de Sydenham. *Soc. méd. des hôpit.*, avril.

— **Kraft**. Paralysies hystériques provoquées par la crainte des examens. *Rev. méd. de la Suisse Romande*, p. 292.

— **de Lapersonne**. Du strabisme hystérique. *Bull. med. du Nord*.

— **Mathieu**. Polyurie hystérique. *Soc. méd. des hôpitaux*.

— **Mesnard**. Pseudo-coxalgie par différence de longueur des membres. *Journ. de méd et de chir. pratiques*, 10 octobre, p. 732.

— **Perret** (de Lyon). Tremblement hystérique chez une enfant. *Journ. de méd. et de chir. pratiques*, 10 septembre, p. 669.

— **Perret et Devic**. Chorée et hystérie. *Province médicale*.

— **Pitres**. Leçons cliniques sur l'hystérie et l'hypnotisme, 2 vol. Paris, O. Doin.

— **Plicque**. Pseudo-coxalgie. *Gazette des hôpitaux*, 6 juin.

— **Raymond et Kœnig**. Ophtalmoplégie hystérique. *Soc. méd des hôpitaux*.

— **Rémond** (de Metz). La polyurie nerveuse. *Languedoc Medical*, novembre.

— **Rémond** (de Metz). La tétanie. *Gaz. des hôpit.*, 14 novembre.

— **Revilliod**. Paraplégie hystérique chez un garçon de 13 ans. Guérison. Suggestion. *Rev. médicale de la Suisse Romande*, p. 190.

1891. **Rouffinet.** De l'œil hystérique. *Gazette des hôpit.*, 31 octobre.

— **Sarbo.** Ueber hysterische fieber. *Arch. f. psych.* XXIII. Bd 11, p. 486.

— **Séglas.** Des rapports de la chorée et de l'hystérie. *Soc. méd. des hôpitaux*, avril.

— **Sergiu.** Coxalgie hystérique. *Rev. mensuelle des maladies de l'enfance*, septembre.

— **Sœlmer.** To tifœlde of hystérie Los Born. *Norsk. Mag. lægevidensk, Christiania.* 4 R. VI, p. 499-501.

— **Sollier. (P).** Hystérie infantile à forme convulsive. *France médicale*, 38, p. 2.

— **Sollier.** Anorexie hystérique. *Revue de médecine.*

— **Solow.** *New-York médical journal.* 14 mars, p. 300.

— **Souques.** Contribution à l'étude des syndromes hystériques simulateurs des maladies organiques de la moelle épinière. Thèse de Paris. Mars.

— **Thyssen.** Sur l'astasie-abasie. Congrès de Berlin 1890. In *Archives de neurologie*, p. 58-211.

— **Toché.** Hystérie et chorée de Sydenham. Thèse de Paris.

— **Trémoth.** Lehre von Irresein beim Kinder. Thèse de Freiburg.

1892. **Agre.** Clinical notes on a case of hysteria in a boy eight years of age. London.

— **Auffleck.** Fièvre hystérique. *Édimburg médical Journ.* Août, p. 105.

— **Babinski.** Associations hystéro-organiques. *Soc. méd. des hôpitaux*, 11 novembre.

— **Baginski.** Traité des maladies des enfants. (4e édit., 1899).

1892. **Bézy**. Un cas de maladie de Bergeron. *Soc. de méde-cine de Toulouse*. Février.

— **Bristowe**. Nevrite périphérique hystérique. *British med. Journ.* 19 novembre, p. 1098.

— **Bull**. To tifœlde of hysterie Los Born, *Norsk. mag. f. lœgevidensk Christiania*. 4. R. VII, p. 1261.

— **Buzzard (Th.)** The simulation of hysteria by organic disease of the nervous system. London, J. et A. Churchill.

— **Caryophilis**. Aphagie, alalie et astasie-abasie. *Progr. méd.* N° 40, 1ᵉʳ octobre, p. 241.

— **Charcot**. Toux et bruits laryngés hystériques. *Archives de neurologie*.

— **Colat**. Thèse de Toulouse (p. 11, nature infectieuse de la chorée de Sydenham) 29 avril.

— **Comby**. Manuel des maladies de l'enfance.

— **Dettling**. Chorée arythmique hystérique Thèse de Lyon.

— **Dufour (René)**. Contribution à l'étude de la tétanie. Thèse de Paris, juin.

— **Estéve**. Fièvre hystérique. *Nouvelle iconographie de la Salpétrière*.

— **Friedmann**. Uber nervositat und psychische storün-gen im Kinderheit, münchen.

— **Ghilarduci** Diagnostic différentiel entre l'hystérie et les maladies organiques du cerveau. *Archives de neu-rologie*. Novembre.

— **Grasset**. Associations hystéro-organiques. *Montpel-lier médical*, p. 227.

— **Hadden**. Mouvements rythmiques et alternatifs chez

les enfants. *Soc. clinique de Londres*, 25 novembre. *Mercredi médical*, 7 décembre.

1892. **Hallion.** Les déviations vertébrales névropathiques. Thèse de Paris.

— **Hirt.** *Berlin. Klin. Wochenschrift*, p. 1271, in *Journ. de med. et chir. pratiques*, 10 juin 1893, p. 434.

— **Jolly.** L'hystérie chez l'enfant. *Berliner Klin Wochenschrift*. N° 34, XXIX, p. 841.

— **Kamenski (S.)** On the causes of hysteria in children. *Gaz. lekaska. Warszawa*, 2ᵉ sér. p. 668.

— **Legaard (Ch.)** Astasie-abasie. *Norsk. magazin. f. lœgevidensk*. t. VII, p. 145.

— **Lezynski.** *Soc. neurologique de New-York*. Mars. *New-York medical Journ.*, p. 414.

— **Magitot.** De l'hystérie chez les nouveaux-nés. *Bullet. de l'Académie de méd. de Paris*, 3ᵉ sér. t. 28, p. 32.

— **Mercier.** Manuel de pathologie et cliniques médicales infantiles. Paris. Steinheil.

— **Moses.** Kentniss der etiologie und genese der psychischen storungein im Kindersalter. Th. Strasbourg.

— **Noguès (E.).** Pseudo-épilepsie partielle. *Midi médical*, 3-10 décembre.

— **Noguès (E.).** Troubles cutanés hystériques. *Annales de la policlinique de Toulouse*. Avril.

— **Palmer.** Epidémie d'hystérie dans une école de petites filles. *Med. correspondenzbl*. N° 21.

— **Pansier.** Les manifestations oculaires de l'hystérie. Thèse de Montpellier.

— **Parinaud.** Paralysie motrice de l'œil. Congrès d'ophtalmologie, 3 mars.

1892. **Putnam** (**J. W.**) Hysteria in children. *The journ. of. nerv. and ment. diseases. New-York*, XXVII, p. 528.

— **Rachel**. Polyurie de la première enfance. *Méd. moderne*, 21 janvier.

— **Rassier**. De la valeur du témoignage des enfants en justice. Thèse de Lyon, 29 juillet.

— **Richer** (**P.**) Paralysies et contractures hystériques.

— **Roller**. Hysterie bei einem kinde. *Allg. Zeitsch, f. psych. Berlin*, 2, t. 48, p. 424.

— **Schibbye**. Infantile hysteria, with localisation in sphere urinary apparatus. *Norsk. Mag. f. lœgevidensk. Christiania*, 4, R. VII, 1265.

— **Slawyk**. Zur casuistik der hysterie beim manne *Deutsche mil. arzt. Zeitschr. Berlin*, XXI, p. 577.

— **Stockton**. Hysteria and fœcal impaction in a neurotic Child. *Med. and surg. reporter*. Philadelphia, 68, p. 87.

— **Thomas**. Migraine ophtalmique associée, de nature hystérique chez l'enfant. *Rev. méd. de la Suisse Romande*, décembre.

— **Tournant**. Simulation hystérique du syndrome de Milliard-Gubler. Thèse de Paris.

1893. **Aemmer**. Epidémie d'hystérie dans une école de filles de Bâle. Thèse de Bâle.

— **Auld**. Hemicrania hysterica. *The Lancet*, 15 avril.

— **Axenfeld et Huchard**. Traité des névroses.

— **Babinski**. Associations hystéro-organiques. *Soc. méd. des hôpitaux*, 11 novembre.

— **Babinski**. Contractures organiques et hystériques. *Soc. méd. des hôpitaux*. 5 mai.

1893. **Bardol**. De l'hystérie simulatrice des maladies organiques de l'encéphale chez les enfants. Thèse de Paris, janvier.

— **Baumel**. Leçons cliniques sur les maladies des enfants.

— **Bézy**. Quelques formes de la méningite chez l'enfant. *Rev. des mal. de l'enfance*, décembre.

— **Bézy**. Un cas de pseudo-coxalgie chez un enfant menteur. *Soc. de méd. de Toulouse*, 1er février.

— **Briz (Hernandez)**. Un notable caso de hysteria infantil monosintomatica. *Siglo méd. de Madrid*, XL, p. 199.

— **Brugère**. Pseudo-méningite hystérique. Thèse de Bordeaux, janvier.

— **Chabert**. Mutisme dans l'hystérie. Paris.

— **Clozier** (de Beauvais). Les zones hystérogènes. *Gaz. des hôpitaux*, n° 114.

— **Denucé**. Hystérie réflexe d'origine préputiale. *Annales de la policlinique de Bordeaux*.

— **Diller (Th)**. A case of hysterica in a boy. Brain t. XV.

— **Doller**. Mutisme hystérique. Brain. in *Arch. de Neurologie*, t. XXXIX, p. 126.

— **Erhardt**. De la polyurie hystérique. Paris.

— **Gasnier**. Paralysie faciale hystérique. Thèse de Paris, mars.

— **Gauthier**. Troubles trophiques dans l'hystérie. Thèse de Lyon.

— **Hirt**. Epidémie de contractures hystériques dans une école de village. *Journ. de méd. et chir. pratiques* 10 juin p. 434.

— **Kamenski (Stanislas)**. Stade de commencement de

l'hystérie chez l'enfant. *Jarbuch. f. kinderheilk.* Leipsig, t. XXXVI, p. 294.

1893. **Laennec.** Hystérie, polyurie. polydipsie. *Gazet. médicale de Nantes*, t. XI, p. 48.

— **Maupathé (H).** Recherches d'antropologie criminelle chez l'enfant, Thèse de Paris.

— **Monestié.** Pseudo-méningite hystérique. Thèse de Montpellier.

— **Moscowitz.** Toux hystérique monosymptomatique. *Pester med. chir. Press.* n° 23 in *Jarb. f. Kinderheilk.* 1894.

— **Rauh (F).** De la moquerie chez l'enfant. *L'instituteur* 20 août.

— **Régis.** Manuel pratique des maladies mentales.

— **Rigal et Hanot.** Fièvre hystérique. *Soc. méd. des hôpitaux.*

— **Simon (J.).** Fausses paraplégies chez des garçons hystériques. Bulletin médical décembre, p. 113.

— **Stienon et Poels.** *Presse médicale Belge*, 1892-93.

— **Toussaint-Barthélemy.** Etude sur le dermographisme. Paris.

— **Vibert.** Deux cas de névrose traumatique chez de très jeunes enfants. *Soc. de méd. légale*, 13 juin.

— **Weill.** Les traumatismes légers de la tête chez l'enfant. *Lyon médical.*

— **Weill.** Scoliose hystérique. *Journ. de méd. et chirurgie pratiques*, février.

1894. **Bernheim.** Trois cas d'hystérie infantile guéris par la suggestion. *Rev. méd. de l'Est*, Nancy. XXVI, p. 312.

— **Bernheim.** Hypnotisme, suggestion, psychothérapie.

— **Bernheim.** *Société de médecine de Nancy*, 25 avril.

1894. **Bézy**. Méningite et méningisme chez l'enfant. *Soc. de médecine de Toulouse*, 1er février.

— **Bézy**. Paralysie faciale chez l'enfant. Congrès de méd. interne de Lyon.

— **Blocq (P.)** Etude sur les maladies nerveuses.

— **Bouchut**. Leçons cliniques sur la polyurie de l'enfance. *Gaz. des hôpit.* novembre.

— **Claisse**. Pseudo-méningite. *Presse médicale*, 6 janvier p. 5.

— **De Coquet**. Fievre intermittente hystérique. *Journal médical de Bordeaur*, 3 septembre.

— **Delmas**. Tremblement hystérique. *Journ. de méd. de Bordeaur*.

— **D'Espine et Picot**. Manuel pratique des maladies de l'enfance. (Édit. nouvelle, 1899.)

— **Dumontpallier**. Vomissements incoercibles chez une hystérique de 14 ans. Guérison par suggestion. *Courrier méd.* Paris, XLIV, p. 244.

— **Dupré**. Pseudo-méningite. Congrès de médecine interne de Lyon.

— **Filatoff**. Parésie des membres inférieurs et paraplégie chez les enfants. *Dilskaia medicina*. in *Rev. des maladies de l'enfance*, septembre 1896, p. 446.

— **Fischer**. Aperçu clinique sur les principales maladies observées à la clinique des enfants de la Faculté de Médecine de Nancy pendant l'année 1892-93. Thèse de Nancy.

— **Gibotteau**. Hystérie et tuberculose pulmonaire. Thèse de Paris.

— **Glorieux**, Pseudo tuberculose pulmonaire. *Policlinique de Bruxelles*. Avril.

1894. **Gowers**. Manual of diseases of the nervous system. Vol. II, 1893-94. Philadelphia.

— **Guesdron** (de Buzançais). Toux nerveuse, coxalgie hystérique, anorexie, contractions multiples, troubles psychiques, chez une petite fille. *Journ. de clin. et de thérap. infantiles*. Paris, II, p. 752.

— **Kissel**. Anorexie hystérique. *Soc. de pediatrie de Moscou*, 7 mars.

— **Linke (A.)**. Diabète insipide, avec rétention d'urine spasmodique simultanée chez une jeune fille hystérique. *Centralblatt. f. Nervenheilkund*

— **Lombroso**. Saggi de psychologia del bambino.

— **Mackenzie (D^r H^r)**. Surdite hystérique chez une jeune fille de 16 ans. *Soc. med. de Lon lres.*

— **Mitchell (Weir)**. La vision chez les hystériques. *The Journ. of nervous and mental diseases*. Janvier.

— **Mitchell (John) et de Schweitnitz**. Hysterical cases, *Journ. of nerv. and. ment. diseases* Janvier, p. 40.

— **Moizard** Fausse tumeur abdominale. *Journal de méd. et chir. pratiques*, 10 avril p. 284.

— **Ringier**. Mutisme. *Correspondenzbl. f. schw. arzte.*

— **Santangello-Spoto**. Fièvre hystérique. *Gazella di ospedali*, nº 18, février, p. 177.

— **Simon (P.)** Hystérie simulant l'appendicite. *Soc. méd. des hôpitaux*, 17 mars.

— **Stoos**. Une épidémie de chorée hystérique, XXIX. *Beutht des Jennerschen kinderspital in Bern*, 1893-94, p. 34. In *Rev. mensuelle des maladies de l'enfance*. Janvier 1896.

— **Tracy**. The psychology of child hood. Boston.

1895. **André**. Précis clinique des maladies du système nerveux. Paris. O. Doin.

— **Baldwin**. Mental développement in the child. *New-York*. Trad. Nourry.

— **Baudin**. Toux nerveuse hystérique. Thèse de Paris, 1895-1896.

— **Baumel**. Congrès de gynécologie, d'obstét. et de pædiatrie de Bordeaux, p. 859 du Compte rendu.

— **Bézy**. Sur quelques causes d'erreur dans le diagnostic de certaines affections du membre inférieur chez l'enfant. Congrès de Gyn. d'obstét. et de pædiatrie de Bordeaux, p. 908 du C. R.

— **Bézy**. Paralysie faciale chez l'enfant. *Presse médicale*. 20 avril.

— **Bruns** (de Hanovre). Communication au XXIVe Congrès des médecins aliénistes de Basse-Saxe et de Westphalie.

— **Bruns**. Ueber hystérie in Kindesalters. *Allg. Zeitsch. f. psychiatrie*. Berlin LII, p. 658.

— **Bull** *Jarbuch. f. kinderheilkunde*, p. 314.

— **Chauffard**. Paralysie hystérique de l'enfance s'accompagnant d'atrophie. *Soc. méd. des hôpit. de Paris*. 15 février.

— **Collignon**. Migraine des enfants. *Union médicale du Nord-Est*.

— **Coulon**. Alcoolisme chronique chez un enfant de six ans. *Méd. infant*. 15 novembre.

— **Crouzet**. La fièvre hystérique. Thèse de Paris, 1895-1896.

— **Demme**. Mutisme hystérique. *Gazette des hôpit*. 12 avril.

1895. **Faitout**. Tympanite hystérique. *Journal de clinique et de thérapeut. infantiles*. 6 juin

— **Gendron et Brunet**. Rachialgie d'origine hystérique simulant un mal de Pott. *Annales de la Policlinique de Bordeaux*.

— **Gevaert** (de Bruxelles). Tumeurs angio-neurotiques hystériques. *Journal de méd. et de chir. pratiques*. 10 juillet, p. 512.

— **Goodhart**. Traité des maladies des enfants. Trad. Variot et Follenfant.

— **Hertman**. Hématemèses hystériques. Thèse de Paris.

— **Hirtz et Frœnkel**. De la polyurie hystérique. *Méd. moderne*, nᵒˢ 84 et 86.

— **Huchard**. Méningisme hystérique. *Presse médicale*. Paris, nᵒ 66.

— **Jonkoff**. Développement épidemique de l'hystérie chez les enfants. *Wratch*. Saint-Pétersbourg, nᵒ 45.

— **Komelsky** Polyurie hystérique. Thèse de Paris. 1895-1896.

— **Leick**. Paraplégie hysterique, chez un garçon de onze ans. *Soc. med de Greifvuald*

— **Le Marinel**. Hystérie simulant le rhumatisme. *Journal médical de Bruxelles*, nᵒ 27, in *Journal de méd. et de chir. pratiques*, 10 juillet. p. 510.

— **Lockart (Stephens)** Anorexie hystérique suivie de mort chez une jeune fille de seize ans. *Lancet*. 5 janvier.

— **Marshall**. Anorexie hysterique chez une jeune fille de onze ans. *Lancet*. 19 janvier.

1895. **Nissim**. Des troubles de la parole dans les névroses. *Gazette des hôpitaux*. 13 avril.

— **Noblet**. Méningite et méningisme. Thèse de Paris.

— **Parant** (**V**.). Les impulsions irrésistibles des épileptiques. Cong. des méd. alién. et neur. de Bordeaux.

— **Pignet**. Du pseudo-mal de Pott. Thèse de Lyon.

— **Pitres**. L'automatisme ambulatoire et ses rapports avec l'épilepsie. Cong. des méd. alién. et neur. de Bordeaux.

— **Raymond**. *Journal de méd. et de chir. pratiques.* 10 juin, p. 408.

— **Rœsch**. Méningisme chez l'enfant. Thèse de Paris.

— **Schibbye**. *Jarbuch f. kinderheilkunde*, p. 314.

— **Scholz**. Die caracterfelher der kindes. Leipsig.

— **Sully**. Studies of child hood. London.

— **Voyez**. OEdème hystérique. Thèse de Paris, 1895-1896.

— **Wolze** (**W**.). Ueber eininge falle von hystérie in kindesalter. Thèse de Gœtting.

— **Wood** (**A. J.**) A case of hystérical vomiting in a child *Austral. M. J.* Melbourne. N. S. XVII, p. 460.

1896. **Adams** (de Washington). Hystérie chez des enfants convalescents. *Archives de pædiatrie.* Novembre.

— **Alexandroff** (de Moscou). Coxalgie hystérique. *Dieskaja médicina*, n° 5.

— **Bertrand** (**M**.). Les fausses tumeurs abdominales. Thèse de Paris, 1895-96.

— **Bézy**. L'hystérie infantile. Comm. à la Soc. de méd. de Toulouse. Février. *Rev. de psychiatrie.* p. 57.

— **Bichon**. Les troubles de la miction chez l'enfant. Thèse de Paris, 1895-96.

1896. **Bonjour**. Le diagnostic différentiel des crises hystériques et des crises épileptiques. *Rev. méd. de la Suisse Romande*, n° 2.

— **Capelleti**. Un cas de péritonite hystérique. *Acad. delle scienze méd. de Ferrara*.

— **Charcot**. Hystérie et tics ; diagnostic. *Semaine médicale*, p. 363.

— **Claus** et **Jacobs**. Un cas d'hystérie chez une fillette de 8 ans, guérie par suggestion. *Annales de la Soc. méd. d'Anvers*, LVIII, p. 21.

— **Comby**. Signes prémonitoires de l'hystérie infantile. *Soc. méd. des hôpit.* Séance du 29 novembre

— **Compayré**. Évolution intellectuelle et morale de l'enfant.

— **Conturies**. L'hystérie chez les jeunes enfants. Thèse de Paris. Décembre.

— **Erchkorn**. Du diabète insipide chez l'enfant, *Jahrb. f. kinderheilh.*, XLII, p. 44.

— **Fournier**. La mort dans l'hystérie. Thèse de Paris, 1895-96.

— **Fradis**. Mutisme hystérique. *Journal de clinique et de thérap. infantiles*, 9 juillet, p. 576. (*Dieskaia médicina*, n° 3.)

— **Glineanu**. Hystérie et tuberculose pulmonaire. Thèse de Paris, 1895-96.

— **Heller**. Un cas de surdité psychique chez l'enfant. 1er Congr. des méd. otologistes autrichiens. Vienne.

— **Iasenski** Athétose. *Journal de clin. et de thérap. infantiles*, 23 avril.

— **Kissel (A.)**. Un cas d'anorexie hystérique chez un enfant de 11 ans. *Archiv. f. Kinderheilk.* XX, 5-6.

1896. **Kourilsky.** De la polyurie hystérique. Thèse de Paris.

— **Krafft.** Paralysies hystériques provoquées par la crainte des examens. *Rev. méd. de la Suisse romande.* Mai.

— **Laurent.** De l'hystérie chez les petits garçons. *Indépend. méd.* Paris, II, p. 57.

— **Lenck.** Une épidémie de tremblement hystérique dans une école. *Correspondenzblatt f. schweitzartze,* n° 1, p. 465.

— **Leredde et Triboulet.** Nature de la chorée de Sydenham. *Rev. des mal. de l'enfance,* p. 189.

— **Leroux (Ch.).** Nature infectieuse de la chorée de Sydenham. *Presse médicale,* 21 mars. p. 141.

— **Patrick.** Diagnostic de l'hystérie. *New-York med. journ. and. obst.*

— **Phocas.** Diagnostic de la coxalgie au début. *Nord Médical.*

— **Picot.** Rapport du rétrécissement mitral avec l'hystérie Congrès de méd. de Bordeaux, *Gaz. hebd. des scien. méd. de Bordeaux,* n° 6, 7, 8, 9

— **Pitres.** De la perte de connaissance dans les attaques d'hystérie. *Rev. neurol.,* n° 17, p. 50.

— **Redhon.** Troubles cardiaques dans l'hystérie. Thèse de Paris 1895-96.

— **Romme (R.).** La tétanie chez les enfants. *Rev. mensuelle des maladies de l'enfance,* novembre p. 526.

— **Rueda.** Étude de l'hystérie avec différentes maladies. Thèse de Paris, 1895-96.

— **Séglas et Dupré.** Méningisme et confusion mentale. Congrès de Nancy.

1896. **Simon (J.)** Fausses paraplégies et troubles musculaires d'origine hystériques chez les jeunes garçons. *Ann. médico-psych.* Nov. déc.

—   **Stickers (G).** Gastralgie hystérique, troubles respiratoires d'origine hystérique. *Zeit. f. Klinische med.* p. 61.

—   **Thibaudet.** Méningisme hystérique fébrile. *Echo Médical,* n° 48.

—   **Villanié (Guisseppe).** Hystéro-traumatisme chez l'enfant. *Riforma medica,* n°s 208-211.

—   **Voronoff.** L'hystérie. Paris. Maloine.

—   **Zuppinger.** Contribution à l'étude du mutisme hystérique chez l'enfant. *Wiener klin. Wochenschrift,* n° 35.

1897. **Antonnelli.** Amaurose monoculaire hystérique chez un enfant de 10 ans. *Archiv d'opht.* Avril.

—   **Ausset.** Leçons cliniques sur les maladies des enfants, faites à l'hôpital Saint-Sauveur de Lille.

—   **Bérillon.** Le traitement psycho-thérapique de l'hystérie infantile. *Revue de l'hypnotisme.* Août

—   **Bézy.** De l'hystérie infantile Toulouse, Ed. Privat. Rapport au huitième Congrès des méd. alién. et neurol.

—   **Bramwell (Byron).** Contracture hystérique chez une fillette de 11 ans. *Edimburg med. Journal.* Février.

—   **Braun.** Terreurs nocturnes chez l'enfant. *Jarbuch f. Kinderh.* Janvier.

—   **Breton.** Fausse coxalgie. *Journal des praticiens.* 10 avril, p. 220.

1897. **Brissaud**. De la polyurie hystérique. *Presse médicale.* 12 avril.

— **Brissaud**. Appendicite fantôme. *Soc. med. des hôpitaux.* 19 mars.

— **Caillaud**. Gangrènes infectieuses disséminées de la peau chez l'enfant. *Rev. mens. des mal. de l'enfance.* Janvier et mars.

— **Clozier**. Accès éclamptiques infantiles arrêtés par la compression d'une zone hystéroclasique cardiaque. *Académie de médecine.* 12 février.

— **Comby**. De l'arythmie cardiaque chez l'enfant. Congrès de Moscou.

— **Cullerre**. De l'incontinence d'urine dans ses rapports avec l'hystérie infantile. Congrès des médecins alién. et neurol. de Toulouse.

— **Destarac**. Trois cas de paralysie hystérique chez l'enfant. Toulouse. Comm. au 8e Congrès des méd. alién. et neurol. *Revue internationale d'électricité.* VIII, p. 135, 1898.

— **Filatoff**. Un cas de méningisme d'origine hystérique *Soc. de pediatrie de Moscou.* 4 novembre.

— **Grognot**. Des troubles précoces du mal de Pott. Thèse de Paris. Mars.

— **Joffroy**. Hystérie infantile et snggestion hypnotique. *Rev. de psychiatrie.* Juin n° 67.

— **Katwinkel**. L'abolition du réflexe pharyngien et son rapport avec l'hystérie. *Deutsche arch. f. klin. med.* LVII, p. 549.

— **Lapin**. Hystéro-traumatisme chez un enfant de six ans. *Méd. mod.* 31 juillet.

1897 **Leblond** (de Beauvais). Astasie-abasie, *Rev. des mal. de l'enfance*, p. 436.

— **Marie** et **Astier**. Cyphose hérédo-traumatique. *Presse méd.* 6 octobre.

— **Mirallié**. Méningisme par constipation, enfant de deux ans. *Soc. de méd. de Nantes*, in *Abeille méd.* Avril, p. 108.

— **Nicolet**. Pseudo-atrophie grise de la papille optique, chez un hystérique de 12 ans. *Rev. méd. de la Suisse Romande*.

— **Onurowitz**. Traité des maladies nerveuses de l'enfant (trad. de Sacks.). Leipsig.

— **Pigeaud**. Suggestion en pédagogie: dangers, avantages. Thèse de Paris. 14 janvier.

— **Pochon**. Méningisme et méningites. Thèse de Paris.

— **Raymond**. Tympanisme hystérique. *Journ. de méd. et de chir. pratiques*. 18 avril.

— **Rendu**. Difficulté du diagnostic de l'appendicite chez les hystériques. *Soc. méd des hôpit.* 19 mars.

— **Rochet**. Incontinence d'urine de l'enfance. *Journ. de clin. et thérap. infantiles.* 21 janvier, p. 52.

— **Roux** (**Ch.**) Pseudo-mal de Pott. *Journ. de méd. et de chir. prat.* 25 avril.

— **Sænger**. Hystérie et nervosisme chez les enfants. *Neurolog. centralblatt*, n° 21.

— **Sollier** (**P.**). Genèse et nature de l'hystérie. Paris F. Alcan.

— **Steiner**. Hysterische affectionen bei kindern. *Jahrb. f. kinderh.* XLIV, p. 187.

— **Stuttleworth**. Sur la névrose héréditaire chez l'enfant. XIII⁰ Congrès internat. de méd. de Moscou. Août (sect. des maladies nerveuses.)

1897. **Talamon.** Appendicite et péritonisme hystérique, *Méd. mod.* 31 mars.

— **Talamon.** Appendicite et péritonisme hystérique. *Soc. méd. des hôpitaux.* 26 mars.

— **Terrien.** L'hystérie en Vendée. Thèse de Toulouse. Janvier.

— **Terrien.** Polyurie hystérique infantile. *Archives de neurol.* (Oct. nov.) et communication au 8ᵉ Congrès des méd. alién. et neurol. Août.

— **Veerhogen.** Le traitement prophylactique de l'hystérie. *Journ. de méd. de Bruxelles*, n⁰ 44, p. 50.

— **Warde.** L'œdème hystérique. Thèse de Paris.

— **Westphal.** Les troubles pupillaires dans l'hystérie. *Berlin. klin. Woch.* 22 novembre.

— **Zappert.** Les causes des maladies nerveuses chez l'enfant. *Wiener méd. Woch.* 15 mai.

— Congrès de Bruxelles. Suggestion dans l'hystérie. *Presse médicale.* 6 octobre.

— Compte-rendu du 8ᵉ Congrès des méd. alién. et neurol. Toulouse.

1898. **Alvarez.** Hystérie, hypnotisme et suggestion, 9 obs. d'enfants. *Annales de clin. et de méd. infantiles.* 15 novembre, p. 789.

— **Astruc.** Paralysie faciale hystérique chez l'enfant. Thèse Paris.

— **Attal.** Troubles vaso-moteurs dans l'hystérie. Thèse de Paris, 1897-98.

— **Ausset.** Leçons cliniques sur les maladies des enfants. Paris.

1898. **Auvard.** Troubles psychiques de l'instauration menstruelle. *Journ. de méd. de Paris.* Mars.

— **Ballet.** L'amaurose hystérique unilatérale. *Presse méd.* 18 novembre.

— **Barjon.** Pseudo-méningite hystérique. *Lyon médical.* 24 juillet, p. 442.

— **Bérillon.** Rôle de l'éducation dans l'étiologie de l'hysterie infantile. *Rev. de l'hypnot.* Avril.

— **Berthier** et **Million.** Appendicite oblitérante atrophique et pseudo-appendicite nerveuse. *Presse méd.* 4 juin, p. 302.

— **Bézy** et **Sarda.** Deux cas d'hystérie infantile. *Rev. mens. des mal. de l'enfance.* Décembre.

— **Bézy.** Quelques faits d'hystérie simulant chez l'enfant les affections organiques. Congrès de gynécol d'obst. et de pædiatrie de Marseille.

— **Bibent.** L'hystérie simulant les affections organiques chez l'enfant et chez l'adolescent. Thèse de Toulouse, Juillet.

— **Blumaneau.** Un cas d'hystérie infantile simulant la méningite tuberculeuse. *Annales de méd. et de chir. infantiles.* 1er décembre, p. 858.

— **Blumaneau.** Un cas d'hystérie infantile avec pseudoméningite hystérique. *Wratch,* 31 janvier, n⁰ 5, p. 121.

— **Bourneville.** Recherches cliniques et thérapeutiques sur l'epilepsie, l'hystérie et l'idiotie. Félix Alcan.

— **Bruns.** Die hysterie in kindesalter. Sammlung. zwangloser behandl. au dem. gebiete der ner. und geist. Kranh. 1er vol. 5e et 6e fasc.

1898. **Bruns.** Hysteria in children. *Alienist and neurologist.* St-Louis. Juillet. Vol. XIX. n° 373.

— **Burr.** L'hystérie chez l'enfant. *Jovrn, amer. med. ass.* 4 décembre.

— **Carrière** et **Rainguet.** Coxalgie hystérique. *Journ. méd. de Bordeaux.* 15 août.

— **Cattanéo.** Hystérie chez l'enfant : œsophagisme hystérique. *Gaz. di ospedagli.* 5 septembre.

— **Cattanéo.** Contrib. à l'ét. de l'hystérie infantile. Ataxie hystérique. *Gaz. degli osped. e della Clin.* 15 mai.

— **Cattanéo.** Hystérie infantile. OEsophagisme hystérique. *Gaz. degli ospedali e della cliniche.* 4 septembre.

— **Comby, Graucher** et **Marfan.** Traité des maladies de l'enfance, t. IV. Art : Hystérie. par Saint-Philippe et art : Méningite, par de Florent.

— **Comby.** Excitation chez les enfants. *Méd. mod.* Avril.

— **Craponne.** Pseudo-méningite hystérique. Thèse de Lyon.

— **Delpeuch.** La période prépubère. *Presse médicale.* 17 août.

— **Dence (Norton).** Traitement de la neurasthénie et de certains états hystériques par l'éducation. *The Boston méd. and surgeon journal.* 6 octobre.

— **Diernacki** (de Varsovie). L'étiologie des névroses fonctionnelles. L'hystérie et la neurasthénie. *Neurol. centralb.*, p. 250. 15 mars.

— **Dubois.** Des atrophies musculaires hystériques. Thèse de Paris.

— **Dupré** et **Rabé.** Méningisme et catalepsie. *Presse médicale.* 22 janvier.

1898. **Embden**. Scoliose hystérique chez l'enfant, guérie par suggestion. *Berlin. Klin. Woch.*

— **Escorne**. L'irritation cérébrale. Thèse de Paris.

— **Filatow**. De l'ataxie chez les enfants. *Arch. f. kinderheilk*. Vol. XXV. p. 7.

— **Forel (A.)**. La suggestibilité dans l'hystérie : qu'est-ce que l'hystérie? *Zeitschrift f. hypnotismus*. V., 2 3-4.

— **Fournier**. Herédo-syphilis et hystérie Soc. franc. de dermat. et syphiligr. 13 janvier.

— **Frænkel**. L'inégalité pupillaire dans les névroses. *Revue de médecine*. Février.

— **Gelibert**. De l'hémosialémèse : variété d'hématémèse hystérique. Thèse de Lyon.

— **Gellé**. Surdité hystérique. Soc. franc. d'otologie, rhinologie et laryngologie. Mai.

— **Gerest**. Pathologie et traitement des paralysies hystériques. *Rev. de méd* Août. *Lyon medical*. 21 août.

— **Germent**. Scoliose hystérique. Thèse de Berlin.

— **Glantenay**. Appendicite oblitérante atrophique et pseudo-appendicite nerveuse. *Presse méd*. 16 avril, p. 186.

— **Gondobine**. Hystérie chez deux enfants de quatre et sept ans. Soc. de pædiatrie, de St-Pétersbourg. 21 décembre.

— **Griffouillères**. Du diabète hydrurique. Thèse de Toulouse. Juillet.

— **Guerbé**. Ictère émotif, manifestation de l'hystérie. Thèse de Paris. Novembre.

— **Guest**. Pathogénie et traitement des paralysies hystériques. *Rev. de méd*. 10 août, p. 648.

1898. **Guinard**. Pathogénie et traitement des paralysies hystériques. *Rev. de méd.* 10 sept. p. 734.

— **Halipié**. Hystérie de l'enfance, *Normandie médicale*. 1er juin.

— **Holwede**. Une épidémie d'attaques hystériques dans une école de Brunswick. *Jarb. f. kinderheilk.*

— **Joffroy**. Hystérie infantile et suggestion hypnotique. *Journ. méd. de Paris.* 29 août.

— **Joffroy**. Association de l'hystérie et de l'épilepsie. *Journ. de méd. et de chir. pratiques*, p. 406.

— **Kirkoff**. Contribution à l'étude de l'hystérie et de la syphilis héréditaire et acquise. Thèse de Paris. Mai.

— **Kissel**. Un cas d'anorexie hystérique grave terminé par la guérison. *Arch. f. kinderheik.* Vol. 25 f. V. et VI p. 371.

— **Landis (Mlle)**. Contribution à l'étude de la sclérose en plaques chez l'enfant. Th. de Paris. Avril.

— **Lui**. L'hystérie infantile. *Revista sper. di Fremiatria et med. leg.* 15 décembre p. 745.

— **Mazeran**. Hystérie et sclérose en plaques. *Loire médicale.* 15 mars.

— **Mirallié et Chapus**. Scoliose et torticolis hystériques. *Rev. d'orthop.*, IX, p. 51.

— **Mouratow** (de Moscou). Leçons clinique, sur les maladies de l'âge infantile.

— **Mouratow**. Le caractère hystérique chez les enfants. *Vratch*, n° 14.

— **Moussous**. Dyspepsie hystérique des fillettes. Congr. de gynécol. obst. et pædiatrie de Marseille. Octobre.

— **Négrié et Binaud**. Un cas d'arthropathie hystéro-traumatique chez une fillette de 13 ans. *Journ. méd. de Bordeaux.* 13 février.

1898. **Quirolo**. Mutisme hystérique. *Boll. mal. dell'oreccho.* XVl, p. 172.

— **Rasch**. Maladies hystériques de la peau. *Hospitalstitende.* 3 juillet.

— **Rocca**. Méningisme dans les maladies infectieuses. Thèse de Paris. Mars.

— **Salge**. Hystérie chez l'enfant. Thèse de Berlin.

— **Sænger**. Troubles musculaires de l'œil dans l'hystérie, *Arch. f. psych.* t. XXXI, fasc. 1 et 2.

— **Sænger**. Les névroses fonctionnelles chez les enfants. *Soc. méd. de Hambourg.* 27 janvier.

— **Simpson**. Paraplégie hystérique chez un enfant. *Edimburgh med. chir. soc.* 19 janvier.

— **Simpson**. Paralysie hystérique chez l'enfant. *Presse Médicale.* 19 février, p 80.

— **Smith** (**Andrew H.**) Hystérie fébrile. Assoc. med. Americaine, in *Gaz. hebd.* 20 septembre.

— **Sollier**. De la nature et de la genèse de l'hystérie. *Centralblat. f. Nervenheilk.* XXI, F. IX.

— **Stieglitz**. Sclérose en plaques dans l'enfance. *Améric. journ. of. médical soc.* Février.

— **Tauchon**. Fausse tumeur de l'abdomen. *Gaz. hebd.* 8 mai, p. 438.

— **Taylor** (**J. Madison**). Hystérie infantile. *Medic. news.* Janvier.

— **Terrien**. L'hystérie infantile en Vendée. *Archiv. de Neurologie.* Octobre.

— **Trofiletti**. Association de phénomènes hystériques,

avec des lésions organiques de l'oreille. *Bollet. delle malalie dell'orechio.* Juin.

1898. **Vigouroux**. Etiologie des névroses fonctionnelles. (hyst. et neurasthénie). *Neurolog. centralbl.* p. 338. 15 avril.

— **Wille**. Psychosen der pubertatsalters. Leipsig. Wien.

— ... Epidémie de tremblements hystériques dans une école de filles. *Jarhb. f. kinderh.* Vol. XLVIII, p. 229.

1899 **Albert** (de Vienne). Un cas de scoliose hystérique. *Allg. Zeitung. Wiener. med.*, n° 4.

— **Astruc**. La paralysie faciale hystérique chez l'enfant. *Jour. de clin. et de thérapeut. infantiles*, 17 août.

— **Ausset**. Polyurie et polydipsie chez un enfant de quatre ans. Discussion : Souques, Guinon, Barth, Raymond sur dégénérescence ou hystérie. *Soc. méd. des hôpit* 3 février.

— **Ausset**. Pseudo-méningite. *Soc. méd. du Nord* 24 février.

— **Berdach**. Hystérie chez les écoliers. *Annales de méd. et de chir. infantiles*. 15 août, p. 630.

— **Blumaneau**. Stigmates de l'hystérie et dégénérescence. *Rev. neurologique*, p. 670.

— **Boïadjieff** (N.). La neurasthénie chez les enfants. Th. de Bordeaux. Juillet.

— **Bourneville** et **Boyer**. Hystérie de l'enfance. *Archives de neurologie*, p. 391.

— **Brissaud**. Leçons sur les maladies nerveuses.

— **Cestan** (R). Le diagnostic de la contracture hystérique et de la contracture spasmodique par lésion de la voie pyramidale. *Mémoires et procès-verbaux de la Soc. de méd. de Toulouse*, p. 33.

1899 **Cipriani (A. G.).** Contribution à l'étude de l'hystérie chez l'enfant (amaurose hystérique).

— **Dauchez.** Diagnostic différentiel du méningisme et de la méningite abortive. *Rev. mens. des mal. de l'enfance.* Août.

— **Dega (Mlle).** Essai sur la cure préventive de l'hystérie féminine par l'éducation. Thèse de Bordeaux, 1898-99.

— **Desportes.** Coxalgie de croissance. Thèse de Lyon. 1898-1899.

— **Escorne.** Irritation cérébrale chez l'enfant. Thèse de Paris 1898-99.

— **Fleury. (M. de)** Le corps et l'âme de l'enfant.

— **Hallopeau** et **Costensoux.** Troubles trophiques dans une paralysie hystérique. *Soc. Franc. de dermat. et de syphil.* 12 janvier.

— **Kaler.** Contribution à l'étude de l'hystérie chez l'enfant. Thèse de Nancy, 1898-1899.

— **Kissel.** Anorexie hystérique chez une fille de trois ans. Compte-rendu de l'hosp. d'enf. Saint-Olga. Moscou.

— **Lannois.** Coxalgie hystérique. Soc. méd. de Lyon. *Lyon médical.* 19 mars, p. 395.

— **Lermoyez.** Insuffisance nasale hystérique. *Presse médicale,* nᵘ 7, p. 37. 25 janvier.

— **Louet.** Le mérycisme chez les dégénérés. Thèse de Toulouse. Décembre.

— **Manheimer (M.).** Les troubles mentaux de l'enfance. Soc. d'édit. scientifiques.

— **Marinesco.** Un cas de surdi-cécité avec œsophagisme chez une hystérique. *Gaz. des hôpit.* 11 avril, p. 382.

— **Meurice.** Les fugues chez l'enfant. Thèse de Paris.

1899. **Michallis**. Paralysie spasmodique post-grippale. *Deutsche. med. Woch.* 16 février.

— **Raymond**. Deux cas de surdité verbale pure chez les hystériques. *Journ. de méd. et clin. infantiles.* 1er août, p. 599.

— **Raymond**. Sclérose en plaques chez un enfant. *Presse méd.* 5 août, p. 61 (Voir pour Bibliographie).

— **Raymond** et **Janet**. Note sur l'hystérie droite et l'hystérie gauche. *Revue neurologique.* 15 décembre.

— **Soudas** (**P.**). Amyotrophie hystérique. Thèse de Lyon. 1898-99.

— **Variot**. Un cas de mérycisme chez un enfant de trois ans. *Journ. de clin. et thérap. inf.* 12 janvier.

— **Verny** (**V.**). Méningisme au cours d'une fièvre typhoïde. *Écho médical du Nord.* 29 janvier, p. 54.

— **Villemin**. Diagnostic de la coxalgie au début. *Gaz. des malad. inf.* 30 mai.

— **Villemin**. Diagnostic du mal de Pott au début. *Gaz. des malad. inf.* 25 juillet.

— **Withney** (**L.**). Vomissements périodiques chez les enfants. *Archiv. of pediatrics.* D'après *Archiv. de méd. des enfants.* Juin, p. 360.

— **Wood**. Les troubles oculaires dans l'hystérie. *Americ. Journ. of the med. science.* Janvier.

TABLE DES MATIÈRES

TABLE DES MATIÈRES

CHAPITRE III

ASSOCIATIONS HYSTÉRIQUES

CHAPITRE IV

CINQUIÈME PARTIE

SIXIÈME PARTIE

SEPTIÈME PARTIE

HUITIÈME PARTIE

ORLEANS. — IMPRIMERIE MORAND, 47, RUE BANNIER.

9 782019 239848